Meriam Khadhar
Sahara Bouassida
Rim Goucha

Doença de Berger:

Meriam Khadhar
Sahara Bouassida
Rim Goucha

Doença de Berger:

visão geral

ScienciaScripts

Imprint

Cover image: www.ingimage.com

This book is a translation from the original published under ISBN 978-620-6-72432-2.

Publisher:
Sciencia Scripts
is a trademark of
Dodo Books Indian Ocean Ltd. and OmniScriptum S.R.L publishing group

120 High Road, East Finchley, London, N2 9ED, United Kingdom
Str. Armeneasca 28/1, office 1, Chisinau MD-2012, Republic of Moldova, Europe
Printed at: see last page
ISBN: 978-620-8-24585-6

Conteúdo

Capítulo 1

A nefropatia por imunoglobulina A é uma glomerulonefrite crónica caracterizada pela presença de depósitos predominantes e difusos de imunoglobulina A (IgA) na biópsia renal (RBB) por imunofluorescência direta (IFD)(1).

Elie engloba a doença de Berger, a vasculite IgA (púrpura reumatoide) e as nefropatias secundárias IgA (Anexo 1).

A nefropatia primária por IgA (NIgA) foi descrita pela primeira vez em 1968 por Berger e Hinglais (2).

É a glomerulonefrite primitiva mais comum no mundo (3).

Muitos progressos têm sido feitos na compreensão dos mecanismos fisiopatológicos da IgA, sugerindo uma anormalidade na síntese ou metabolismo da IgA secundária a um mecanismo autoimune influenciado por factores genéticos e ambientais(4).

A nefropatia por IgA primária pode ocorrer em qualquer idade. O rácio entre os sexos masculino e feminino varia de país para país (1). As manifestações clínicas e biológicas variam, desde formas completamente assintomáticas reveladas por exames urinários de rotina (visitas à escola ou ao emprego) até formas graves reveladas por insuficiência renal rapidamente progressiva. No entanto, classicamente, a NIgA é revelada por hematúria macroscópica concomitante com infecções do trato respiratório superior. A hipertensão arterial é comum e está frequentemente associada a hematúria neste tipo de nefropatia.

Foram propostas várias classificações histológicas, a mais recente das quais é a classificação de Oxford (5,6).

O tratamento da NIgA baseia-se essencialmente na terapia nefroprotectora (7).

A NIgA primária caracteriza-se por uma evolução variável, com a possibilidade de remissão clínica completa ou de progressão para doença renal terminal (ESRD) em 30 a 40% dos casos (8).

A grande dificuldade nesta doença reside na previsão e identificação dos factores de prognóstico renal.

Isto levou-nos a realizar um estudo retrospetivo com os seguintes objectivos

- Estimar a incidência de nefropatia por IgA primária na série do departamento de medicina interna A do hospital Charles Nicolle em Tunes durante o período de 1992 a 2021.
- Especificar as suas caraterísticas epidemiológicas, clínico-biológicas, histológicas e terapêuticas.
- Estudar a sobrevivência renal em função de dados clínicos, biológicos, histológicos e terapêuticos.

Capítulo 2

1. PACIENTES :

1.1. Tipo de estudo :

Realizámos um estudo retrospetivo descritivo, analítico e comparativo com base nos registos dos doentes hospitalizados no serviço de medicina interna A do Hospital Charles Nicolle de Tunes durante um período de 30 anos consecutivos entre 1992 e 2021 e que apresentavam nefropatia por IgA primária (NIgA) (doença de Berger).

1.2. Critérios de inclusão :

Neste estudo, incluímos doentes com mais de 15 anos de idade com nefropatia por IgA confirmada por biopsia renal e considerada primária na presença de uma investigação etiológica negativa.

1.3. Critérios de não-inclusão :

- Doentes com NIgA secundária (Anexo 1)
- Doentes com vasculite IgA (púrpura reumatoide)

1.4. Critérios de exclusão

Foram excluídos do estudo:

- Pacientes cujos registos não puderam ser utilizados ou foram perdidos.

As fases de seleção dos doentes são apresentadas neste fluxograma.

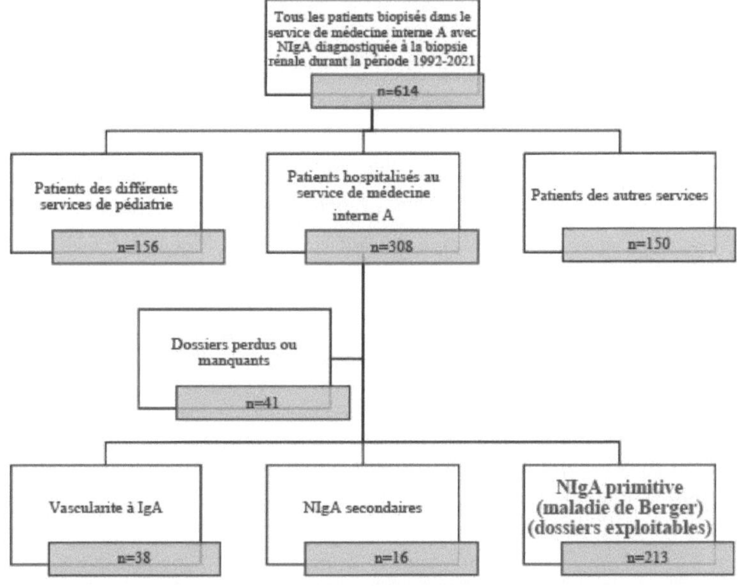

Figura 1: Fluxograma da população estudada

2. Métodos :

2.1. Recolha de dados :

Selecionámos doentes com nefropatia por IgA confirmada por biópsia renal com imunofluorescência (IF) positiva e investigação etiológica negativa.

Começámos por redigir uma ficha de informação que nos permitiu registar os seguintes dados dos processos clínicos dos pacientes e dos resultados das biópsias (Anexo 2):

2.1.1. Dados epidemiológicos:

Para cada caso, recolhemos dados epidemiológicos sobre a idade, o sexo, a origem geográfica, o nível de escolaridade e a situação profissional.

2.1.2. Dados de anamnese:

Especificámos a presença ou ausência de consanguinidade familiar e a presença de uma história familiar de nefropatia, hematúria ou hipertensão arterial (HA).

Procurámos a presença de antecedentes pessoais de hematúria e o seu tipo (microscópica ou macroscópica), a noção de infecções ORL de repetição, a presença de diabetes e antecedentes de cardiopatia, hipertensão e alergia. Foram registados os hábitos tabágicos e o número de anos-maço (AP), o consumo de álcool e a toxicodependência.

Especificámos os factores desencadeantes e o intervalo de tempo entre estes factores e os primeiros sinais da doença.

2.1.3. Dados clínicos:

Procurámos estes elementos:

- Peso (kg), altura (cm)
- ^{2}O IMC do doente (kg/m):

O índice de massa corporal (IMC) foi calculado utilizando a seguinte fórmula:

- IMC (kg/m2) = peso/altura^2

A classificação do IMC da Organização Mundial de Saúde (OMS) é apresentada no quadro I (9).

Quadro I: Classificação da ΓIMC de acordo com a Organização Mundial de Saúde

IMC (kg/m2)	*Interpretação*
<18,5 Entre 18,5 e 25 Entre 25 e 30 >30	Baixo peso Constituição normal Excesso de peso Obeso

IMC: Índice de Massa Corporal

- Resultados das tiras-teste de urina:

A hematúria microscópica é definida como a hematúria medida com uma vareta de urina em termos do número de cruzes.

A hematúria macroscópica é definida como a emissão de urina francamente hemática a 1'mil nu, correspondendo a uma contagem de glóbulos vermelhos >300.000 células/ml.

- Medição da tensão arterial :

A hipertensão é definida como um valor de pressão arterial sistólica (PAS) >140 mmHg e/ou um valor de pressão arterial diastólica (PAD) >90 mmHg(10).

Quadro II: Grau de hipertensão

Categorias	*PAS (mmHg)*	*PAD (mmHg)*

Grau 1	140-159	E/ou	90-99
Grau 2	160-179	E/ou	100-109
Grau 3	>180	E/ou	>110
Hipertensão sistólica	>140	E	<90

PAS: pressão arterial sistólica; PAD: pressão arterial diastólica

- A presença ou ausência de sinais extra-renais (cutâneos, respiratórios, articulares, digestivos)

2.1.4. Dados biológicos:

2.1.4.1. Laproteinúria:

A proteinúria patológica é definida como um valor maior ou igual a 0,3g/24h.

2.1.4.2. Síndrome nefrótica:

A síndrome nefrótica tem uma definição puramente biológica. É definida pela seguinte tríade:(11)

- Proteinúria maior ou igual a 3g/24 horas.
- Níveis de proteínas inferiores a 60g/l.
- Uma albuminemia inferior a 30g/l.

É comprometida pela presença de hipertensão arterial e/ou hematúria e/ou insuficiência renal orgânica.

2.1.4.3. Função renal:

A função renal é avaliada através da medição da creatininémia e da taxa de filtração glomerular (TFG), que é calculada utilizando a equação da Modificação da Dieta na Doença Renal (MDRD)(12,13).

$_{cr}{}^{154201}$**eDFG = 175 x (S x 0,01 I3) '- x ige °" x 0,742**
(se fêmea) x 1,212 (se preto)

[2]A insuficiência renal crónica (IRC) é definida como uma TFG inferior a 60 ml/min/l,73 m de área de superfície corporal (BSA) durante pelo menos 3 meses.
Os estádios da doença renal crónica (DRC) foram definidos de acordo com as recomendações do KDIGO 2012 (Kidney Disease Improving Global Outcomes)(14) (Quadro III).

Quadro III: Fases da doença renal crónica

Estádio da TFG (ml/mn/1,73 m2)		*Definição*
1	>90	Doença renal crónica* com TFG normal ou aumentada**.
2	60-89	Doença renal crónica* com uma taxa de filtração glomerular ligeiramente reduzida
3A	45- 59	Insuficiência renal crónica
3B	30- 44	moderee
4	15-29	Insuficiência renal crónica grave
5	<15	Insuficiência renal crónica terminal

*Com marcadores de dano renal: proteinúria, Иётаlиrle, leucocitúria e/ou anormalidades morfológicas e/ou

histológicas e/ou marcadores de disfunção tubular, persistindo por mais de 3 meses.
**DFG: C^bit de filtragem д1отёги1аке.

2.1.4.4. *Hemograma (CBC) :*

A anemia é definida como um nível de hemoglobina <13 g/dl nos homens e <12 g/dl nas mulheres.

^{3}A trombocitopenia é definida como uma contagem de plaquetas < 150.000/mm.

^{3}A hiperleucocitose é definida como uma contagem de glóbulos brancos >10000/mm .

2.1.4.5. *Exame citobacteriológico de urina (ECBU)*

A leucocitúria é definida biologicamente como uma contagem de leucócitos >10.000/ml.

A hematúria é definida como glóbulos vermelhos superiores a 0,000/ml na ECBU.

A bacteriúria é definida como um número de germes superior a 100.000/ml.

2.1.4.6. *Perfil lipídico:*

A hipercolesterolemia é definida, de acordo com as normas laboratoriais, como um nível de colesterol plasmático superior a 5,5 mmol/1.

A hipertrigliceridemia é definida por normas laboratoriais como um nível de triglicéridos no sangue superior a al.7 mmol/1.

2.1.4.7. *Uricemia:*

A hiperuricemia é definida como um nível de ácido úrico > 420 mmol/1 nos homens e > 360 mmol/1 nas mulheres.

2.1.5. Imagiologia e exames especializados:

- Ecografia renal: observámos o tamanho de ambos os rins e a diferenciação corticomedular.
- Ecografia cardíaca: avaliámos a fração de ejeção do ventrículo esquerdo (FEVE) e a presença ou ausência de derrame pericárdico.
- Radiografia do tórax: procurámos pneumopatia, cardiomegalia ou derrame pleural.

2.1.6. Estudo anatomopatológico:

A biopsia renal foi efectuada no laboratório de patologia da Medicina Interna A e no serviço de radiologia. O tempo necessário para efetuar a biopsia foi especificado em relação ao início dos sintomas. Na ausência de contra-indicações, a amostra foi colhida por via percutânea sob ultra-sons ou TAC. A punção foi efectuada sob anestesia local com uma agulha Vim-Silverman de 14 G até 2014, altura em que foi introduzida a pistola de uso único de 14 ou 16 G. Foram retirados dois fragmentos, um para microscopia ótica (MO) e o segundo para IFD.

- Estudar em MO :

O fragmento recolhido foi fixado em Dubose Brasil líquido durante 4 horas e depois desidratado em banhos de álcool de concentração crescente (70°, 90° e álcool absoluto). Em seguida, foi colocado num banho de tolueno e depois em parafina líquida a 60°C durante 2 horas e 30 minutos. Por fim, a biópsia orientada foi embebida num molde.

As secções foram cortadas com um micrótomo Leitz 1512 com uma espessura de 2pm

(4pm para as secções destinadas à coloração com vermelho Congo). As células foram montadas em lâminas.
Foram utilizadas cinco colorações para cada PBR:

- Coloração com tricrómio de Masson.
- Coloração com hemateína e eosina.
- Coloração de reticulina de Wilder modificada por Callard.
- Coloração com ácido periódico de Schiff (PAS).
- Coloração sistemática no Congo do Rouge.
- Estudo em IFD :

Os fragmentos para imunofluorescência foram congelados a 20°C negativos e depois cortados com um crióstato. Foram submetidos a uma técnica de imunofluorescência direta na presença dos seguintes anti-soros: anti IgG, anti IgA, anti IgM, anti C3, anti Clq, anti fibrinogénios, anti cadeia leve Kappa e anti cadeia leve Lambda.

- Estudo de microscopia eletrónica (EM)

No âmbito de um protocolo de investigação, realizámos um estudo de EM em determinados doentes.
Os fragmentos destinados à ME foram imersos em fixador de glutaradeído e depois em tampão de cacodilato de sódio. Seguiu-se uma pós-fixação em ácido ósmico a 2%. Os fragmentos foram desidratados em banhos de etanol e depois impregnados com resina epoxídica. As biópsias foram cortadas com uma espessura de 1 pm, a fim de selecionar as áreas de interesse nas quais seriam feitas secções ultrafinas de 70-80 nm.
Foram utilizadas duas colorações: acetato de uranilo e citrato de chumbo.

- Análise:

O diagnóstico de NIgA baseou-se na presença de depósitos de IgA predominantemente mesangiais na IFD.
Utilizámos os dados fornecidos pelo relatório PBR para descrever as lesões glomerulares, tubulares e vasculares, bem como os depósitos observados na IFD. Nos nossos primeiros relatórios de biopsia, o termo "endarterite fibrosa" era utilizado para descrever lesões vasculares de artérias de pequeno calibre. Atualmente, na literatura, o termo "arteriosclerose" é utilizado para descrever estas lesões. A fim de harmonizar o nosso trabalho, adoptámos o termo "arteriosclerose" em toda a série.
Antes de 2009, utilizámos a classificação HAAS para classificar as biópsias. Posteriormente, reclassificámos todas as biópsias de acordo com a pontuação MEST-C.

- **Classificação de Oxford:(15)**

A classificação de Oxford é a segunda classificação histológica da NIgA. Foi proposta em 2009 por um grupo de trabalho internacional de nefrologistas e patologistas de dez países diferentes (5). Selecionaram as seguintes lesões anatomopatológicas: proliferação mesangial (M), glomeruloesclerose segmentar (S), hipercelularidade endocapilar (E) e extensão da fibrose intersticial/atrofia tubular (T). Esta classificação foi validada na população europeia (16) e na população norte-americana (17). Em 2017, acrescentaram mais um critério a esta classificação, que é a presença ou ausência de crescentes (C)(18) (Tabela IV).

Quadro IV: Classificação de Oxford e pontuação MEST-C

Variável Histopatológico	*Definição*	*Pontuação*
Proliferação	Presença de mais de quatro células	MO: em 50% ou menos dos
mesangial (M)	num eixo mesangial.	glomérulos. Ml: em mais de
Proliferação	Presença de células no lúmen dos	50% dos glomérulos.
endocapilar (E)	capilares glomerulares reduzindo	E0: ausente
Glomerulosclerose	este lúmen	El : presente
segmentar (S)	Esclerose de parte do flóculo ou	SO: ausente
	sinéquias floculocapsulares	SE: presente
Atrofia	Percentagem da superfície cortical	TO: 0-25% da superfície
tubular/fibrose	afetada com atrofia tubular ou	cortical
intersticial (T)	fibrose intersticial	T1: 26-50% da superfície
Crescentes celulares /	Proliferação extra-capilar	cortical
fibro-celulares (C)	Crescimento celular ou fibro-	T2: > 50% da superfície
	celular	cortical
		CO: Sem crescentes Cl:
		Crescentes em menos de
		25% dos glomérulos
		C2: Crescentes em 25% ou
		mais dos glomérulos

- Complicações pós-PBR:

Relatámos todas as complicações que surgiram após a biopsia renal.

2.1.7. Tratamento:

Dispomos de informações precisas para cada doente:

- Os tratamentos não medicamentosos incluem amigdalectomia, óleo de peixe, uma dieta pobre em sal, uma dieta hipolipemiante e a cessação do tabagismo.
- Tratamentos medicamentosos recebidos:
- **Anti-hipertensores e suas classes**
- Corticóides (o protocolo utilizado é a corticoterapia oral ou o protocolo Pozzi)

O protocolo de Pozzi consiste em (19):

emeemeo Três doses de 1 g de metilprednisolona em três dias consecutivos no primeiro, 3 e 5 meses.

o Seguido de prednisona oral (0,5 mg/kg em dias alternados) durante seis meses.

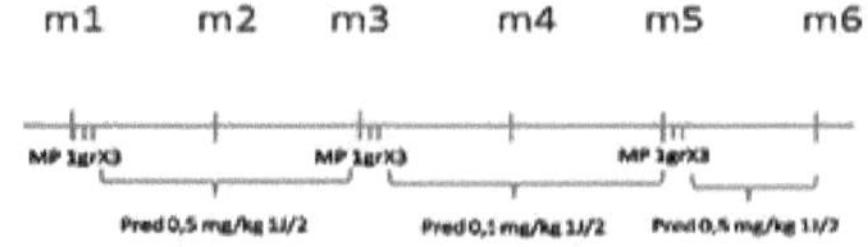

M: mês; D: dia; MP: metilprednisolona; pred: prednisona oral.

Figura 2: Protocolo de Pozzi

Indicações do protocolo Pozzi :

> Persistência de proteinúria superior a lg/24h após três meses de tratamento nefroprotector.

> Creatinemia <133pmol/l.

A utilização do protocolo Pozzi começou em 2007 no nosso departamento.

> **Outros imunossupressores** (Doses e indicações para prescrição)

2.1.8. Evolução:

Para cada doente, recolhemos os seguintes elementos evolutivos:

- Duração do acompanhamento e cumprimento do tratamento.
- Parâmetros clínico-biológicos: pressão arterial sistólica (PAS) e pressão arterial diastólica (PAD), hematúria, proteinúria de 24 horas, urina e creatinémia ao 1 mês, 3 meses, 6 meses, 1 ano, 18 meses, 2 anos e no final do seguimento.
- Se a doença atingiu ou não a fase terminal e o tempo que demorou a atingi-la.
- A necessidade de depuração extra-renal: tipo, tempo de diálise.
- Transplantação renal (RT): tipo de dador, HLA do dador e do recetor com número de incompatibilidades, tempo desde a RT até à fase terminal, tratamento de indução e de manutenção, resultados, necessidade de biopsia do enxerto e resultados.
- A morte e a sua causa.

2.2. Estudo estatístico :

Os dados recolhidos foram analisados utilizando a versão 24 do SPSS para Windows (Statistical Package for Social Science: SPSS Inc, Chicago, IL).

2.2.1. Estudo descritivo:

A análise baseou-se no cálculo de frequências simples e frequências relativas (percentagens) para as variáveis qualitativas, e no cálculo de médias, medianas, desvios-padrão e amplitude (valores extremos = mínimo e máximo) para as variáveis quantitativas. Os resultados foram apresentados sob a forma de quadros-resumo, histogramas e gráficos de pizza.

2.2.2. Estudo analítico e comparativo:

As variáveis qualitativas foram comparadas através do teste do qui-quadrado de Pearson e, se necessário, do teste exato bicaudal de Fisher, dependendo das condições em que estes testes foram aplicados. As variáveis quantitativas foram comparadas através do teste t de Student ou do teste de MacNemar, consoante a distribuição da variável.

Os dados de sobrevivência foram estudados através do estabelecimento de uma curva de sobrevivência utilizando o método de Kaplan Meier.

A procura de factores de prognóstico para a sobrevivência foi realizada numa análise univariada (fator a fator) através da comparação das curvas de sobrevivência utilizando o teste Log rank.

A análise multivariada baseou-se na regressão logística binária ajustada para variáveis significativamente associadas ao evento em estudo e identificadas pela análise univariada, bem como variáveis descritas na literatura.

Em todos os testes estatísticos, o nível de significância foi fixado em 0,05.
Efectuámos também uma análise comparativa entre os dois períodos do nosso estudo: o primeiro período de 1992-2006 e o segundo período de 20072021.

2.3. Pesquisa bibliográfica :

Baseámos o nosso trabalho nos resultados de artigos, teses e resumos publicados. Para o efeito, utilizámos vários sítios: Science direct, PubMed e o motor de busca Google scholar.

As palavras-chave utilizadas foram: nefropatia por IgA, doença de Berger, epidemiologia, evolução, classificação de Oxford.

As referências bibliográficas foram geridas utilizando o software "Mendeley reference manager".

2.4. Conflito de interesses:

Não temos qualquer conflito de interesses.

3. DEFINIÇÕES :

3.1. Vasculite IgA :

A vasculite por IgA, conhecida como púrpura reumatoide, é uma vasculite sistémica dos pequenos vasos com depósitos de imunoglobulina A (IgA) (1). Caracteriza-se pela associação de púrpura vascular cutânea com sinais articulares e gastrointestinais. O envolvimento renal está por vezes associado a estes sinais. Trata-se de uma glomerulonefrite com depósitos mesangiais de IgA (1).

3.2. Nefropatia secundária por IgA :

Foram descritas na literatura várias causas secundárias de nefropatia por IgA (20): doenças hepáticas, inflamatórias, auto-imunes, linfoproliferativas, neoplásicas e infecciosas, em particular o VIH (Anexo 1).

3.3. Recidiva no enxerto :

A recorrência da IgA é caracterizada pelo reaparecimento de proteinúria e hematúria microscópica na maioria dos casos, em doentes transplantados com depósitos difusos de IgA e/ou lesões histológicas (21). O Elie pode ser uma causa de perda do enxerto em 5-10% dos casos.

Capítulo 3

1. ESTUDO DESCRITIVO :

1.1. Caraterísticas epidemiológicas :

1.1.1. Incidência:

Durante o período de 1992 a 2021, e depois de eliminados os registos perdidos e os registos de doentes não internados no Serviço de Medicina Interna A, selecionámos 213 doentes adultos com nefropatia por IgA primária para o nosso estudo.

A incidência média da nefropatia por IgA foi de 7 novos casos por ano. A incidência da nefropatia por IgA durante o período do estudo é apresentada na Figura 3.

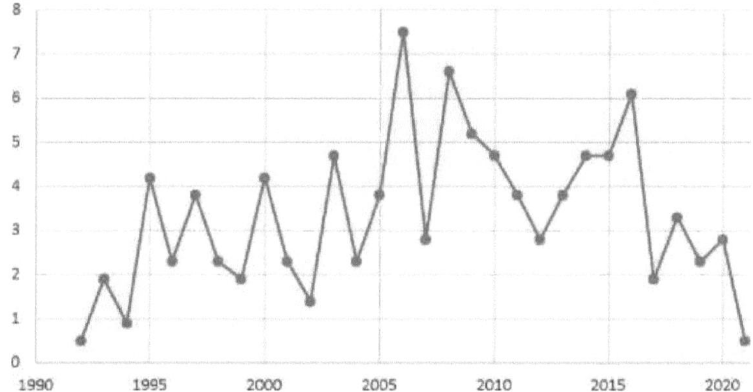

Figura 3: Incidência de nefropatia por IgA no nosso departamento

1.1.2. Idade no momento do diagnóstico :

A idade média dos doentes aquando do diagnóstico foi de 34 ± 12 anos, com extremos que variaram entre 15 e 80 anos. A faixa etária predominante foi entre 21 e 30 anos. A distribuição etária foi a seguinte:

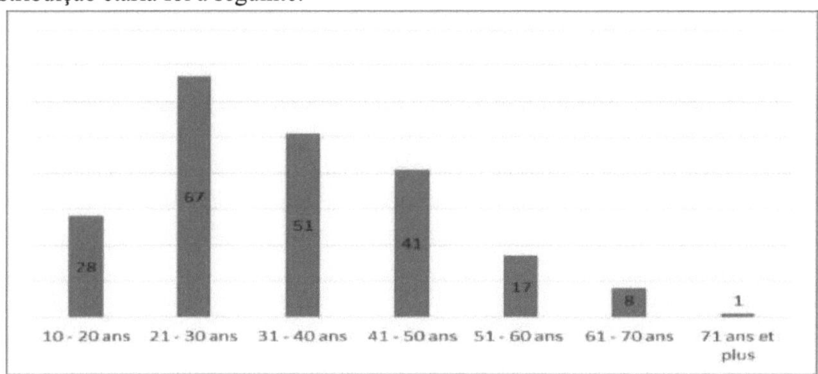

Figura 4: Repartição dos doentes por idade aquando do diagnóstico

1.1.3. Legenre:

Verificámos uma predominância de homens (136 homens/77 mulheres) com um rácio entre os sexos de al.77.

1.1.4. Origem geográfica:

Todos os doentes eram norte-africanos. Eram maioritariamente do norte do país (85%), mais especificamente da capital (34,7%). Os outros doentes eram do centro (6,5%) e do sul (8%). Apenas um doente era originário da Líbia.

1.1.5. Nível de educação e estatuto profissional:

Vinte e seis doentes tinham formação universitária (12,2%), oitenta e nove doentes tinham formação secundária (41,8%), treze dos quais tinham atingido o nível de bacharelato (6,1%), oitenta e um tinham formação primária (38%) e dezassete eram analfabetos (8%).

A repartição por situação profissional foi a seguinte: (Quadro V)

Quadro V: Repartição dos doentes por situação profissional

Estatuto profissional	*Frequência*	*Percentagem (%)*
Em formação	26	12,2
Activos	132	62
Nenhuma profissão	49	23
Reforma	6	2,8
Total	213	100

2. ESTUDO CLÍNICO :

2.1. História familiar :

- Hipertensão arterial :

A hipertensão arterial foi registada nos irmãos, ascendentes ou descendentes de 96 doentes (45,1%).

- Diabetes :

Encontrámos uma história familiar de diabetes em 31 doentes (14%).

- Nefropatia :

A hematúria macroscópica em familiares foi registada em 12 doentes (5%).

A nefropatia familiar foi diagnosticada em 39 casos. Entre os casos familiares, quinze estavam em fase de substituição renal (TSR) e três tinham sido submetidos a transplante renal.

Diagnosticámos nefropatia familiar por IgA em quatro doentes. A descoberta desta nefropatia fez parte de uma avaliação para doação de órgãos em três casos, e como parte de uma investigação de insuficiência renal avançada num outro.

- Neoplasia :

Seis doentes referiram uma história familiar de neoplasia.

2.2. Consanguinidade parental :

Encontrámos consanguinidade parental em 61 doentes (28%). O grau de consanguinidade não foi especificado na maioria dos casos.

2.3. História pessoal:

- Quarenta e dois doentes (19,7%) tinham uma história de infecções ORL recorrentes.

- A noção de um ou mais episódios de hematúria macroscópica inexplicável foi encontrada em 56 doentes (26%).
- A alergia foi registada em 15 doentes (7%).
- Relativamente aos antecedentes gineco-obstétricos, três doentes tinham antecedentes de gravidezes abortadas recorrentes e uma doente referia morte fetal in utero. Todos os doentes apresentavam anticorpos anti-cardiolipina, anti-beta-2-glicoproteínas e anti-coagulantes circulantes negativos.

Outros antecedentes pessoais estão resumidos na Figura 5.

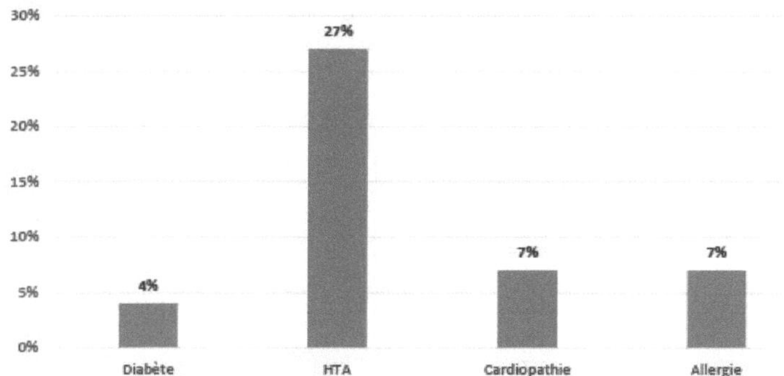

Figura 5: Antecedentes pessoais da nossa população

2.4. Hábitos de vida :

Oitenta e sete doentes eram fumadores (40,8%) com uma média de 16 AF.

O consumo de álcool foi registado em cinco doentes.

A toxicodependência foi registada em dois doentes. O tipo de toxicodependência não foi especificado.

2.5. Circunstâncias da descoberta :

O motivo mais frequente de descoberta foi a hipertensão arterial (25,4%). As circunstâncias da descoberta são apresentadas na Tabela VI.

Tabela VI: Distribuição da população estudada de acordo com as circunstâncias da descoberta da nefropatia por IgA

Circunstâncias da descoberta	*Frequência*	*Percentagem (%)*
ffidemes	25	11,7
Hipertensão arterial	**54**	**25,4**
Hematúria macroscópica	40	18,8
Incidental: anomalias do sedimento urinário	26	12,2
Síndrome nefrótica	31	14,5
Insuficiência renal	37	17,4

2.6. Factores de desencadeamento:

A presença de factores desencadeantes da nefropatia por IgA foi registada em 65 casos (30,5%) (tabela VII).

Quadro VII: Repartição dos doentes por fator desencadeante

Factores de desencadeamento	*Frequência*	*Percentagem (%)*
Infeção	56	26,3
Tomar medicamentos	1	0,5
Gravidez	8	3,7
Não encontrado	148	69,5
Total	213	100

Em 73% dos casos foi detectado um episódio de infeção otorrinolaringológica que precedeu o aparecimento da doença. A distribuição dos doentes por tipo de infeção foi a seguinte (Figura 6):

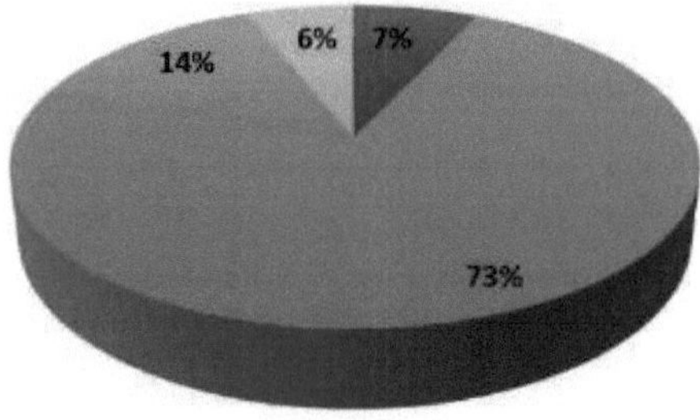

Figura 6: Repartição dos doentes por tipo de infeção

O tempo médio entre a infeção e a primeira sintomatologia foi de 0,5 dias, com extremos de 0 e 60 dias.

2.7. Exame clínico no momento da hospitalização :

2.7.1. Sinais gerais:

Nove doentes (4,2%) apresentavam uma alteração do estado geral. A febre foi observada em 6 doentes (2,8%).

2.7.2 Índice de massa corporal (IMC) :

O peso médio foi de 71,5 ± 15,2 kg, com extremos que variaram de 42 a 8 kg.

A altura média foi de 167,9 ± 8,8 cm, com extremos que variaram de 145 a 90 cm.

[22]A mediana do IMC foi de 24,6 kg/m com extremos entre 16,7 e 42,58 kg/m . A distribuição de acordo com o IMC foi a seguinte (Figura 7).

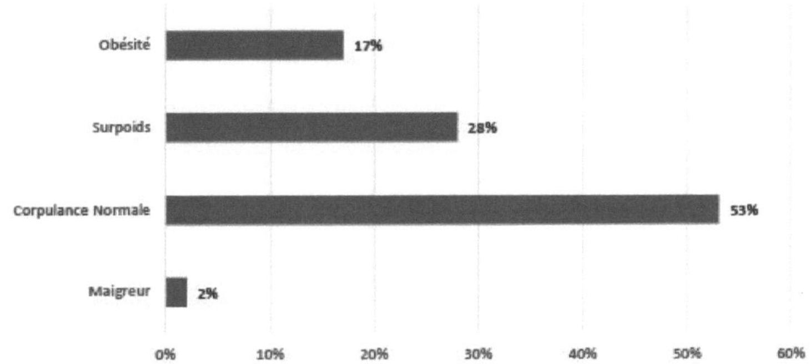

Figura 7: Distribuição dos doentes por índice de massa corporal

1.1.3. Pressão arterial:

A mediana da pressão arterial sistólica foi de 150 mmHg, com extremos entre 90 e 250 mmHg.

A mediana da pressão arterial diastólica foi de 90 mmHg, com extremos entre 50 e 140 mmHg.

A hipertensão arterial estava presente em 109 doentes (51%) no momento do internamento. A hipertensão grave de grau 3 estava presente em 39% dos casos (Figura 8).

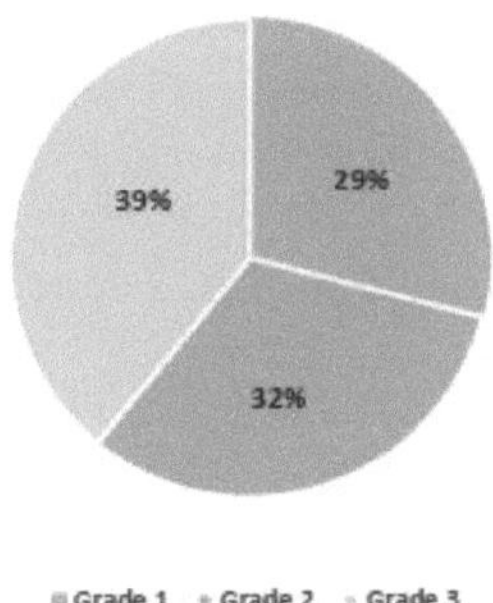

Figura 8: Grau de hipertensão inicial na nossa população

1.1.4. Sinais nos rins:

Oitenta e cinco pacientes (39,9%) apresentavam redemas do tipo renal dos membros inferiores; brancos moles bilaterais retendo o balde e declinando.

Aquando da admissão, observou-se hematúria macroscópica e microscópica em 36 doentes (17%) e 137 doentes (64,3%).

Quarenta doentes (18,7%) não apresentavam hematúria.

Foi observada proteinúria significativa em três cruzes em 49,8% dos doentes.

Os resultados do teste da vareta estão resumidos no quadro VIII.

Tabela VIII: Distribuição dos pacientes de acordo com o número de cruzes

para hematúria e proteinúria no exame de vareta

	Cruz	*Frequência*	*Percentagem (%)*
Hematúria	0	40	18,8
	1	28	13,1
	2	39	18,3
	3	**106**	**49,8**
Proteinúria	0	7	3,3
	1	38	17,8
	2	62	29,1
	3	**106**	**49,8**

1.1.5. Sinais extra-renais:

O exame do ouvido, nariz e garganta (ORL) revelou angina eritematosa em 8 doentes, otite seromucosa em 2 doentes e adenopatia cervical em 3 doentes.

Não se registou púrpura ou outra lesão específica ao exame cutâneo em nenhum dos nossos doentes.

Os restantes exames abdominais, neurológicos e articulares eram normais.

2.3. Controlo biológico :

2.3.1. Função renal:

A ureia média foi de 13,54 ±11 mmol/1, com extremos que variaram entre 2,5 mmol/1 e 59 mmol/1.

A creatininemia mediana foi de 190 pmol/l com extremos entre 30 pmol/l e 2013 pmol/l. [22]A depuração mediana foi de 33,9 ml/min/1,73 m SC [2-267,45 ml/min/1,73 m SC],

A distribuição da população do estudo por TFG é apresentada na Figura 9.

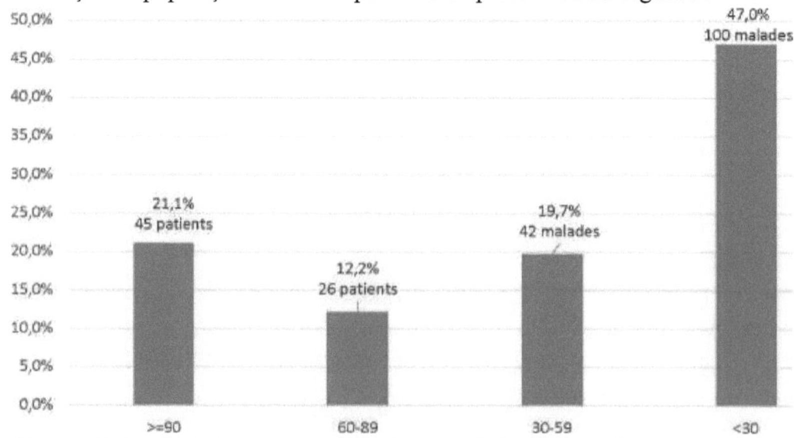

Figura 9: Distribuição da população estudada de acordo com a taxa de filtração glomerular

2.3.2. Ionograma sanguíneo:

A mediana da natremia foi de 138 mmol/1, com extremos entre 118 e 146 mmol/1.

A mediana da kalemia foi de 4,5 mmol/1 com extremos entre 2,7 e 7,1 mmol/1.

Aquando do internamento, quarenta doentes (18,7%) apresentavam hipercaliemia e quinze (7%) hipocaliemia.

2.3.3. Equilíbrio fosfo-cálcio:

A calcemia média foi de 2,28 mmol/1, com extremos que variaram de 1,28 a 2,9 mmol/1. A hipocalcemia inicial foi observada em 39% dos doentes. A hipercalcémia esteve presente em apenas 3 doentes.

A fosfatemia média foi de 1,48 mmol/1, com extremos entre 0,6 e 4,75 mmol/1.

A mediana da fosfatase alcalina foi de 78 mmol/1, com valores que variaram entre 29 e 579 mmol/1. As Elies estavam elevadas em 38 doentes (17,8%).

2.3.4. Lapteinúria de 24 horas :

A mediana da proteinúria de 24 horas foi de 2,6 g/24h com extremos que variaram de 0 a 46,17 g/24h. A proteinúria nefrótica (>3g/24h) foi observada em 98 doentes (46%).

A distribuição dos doentes de acordo com a proteinúria de 24 horas foi a seguinte:

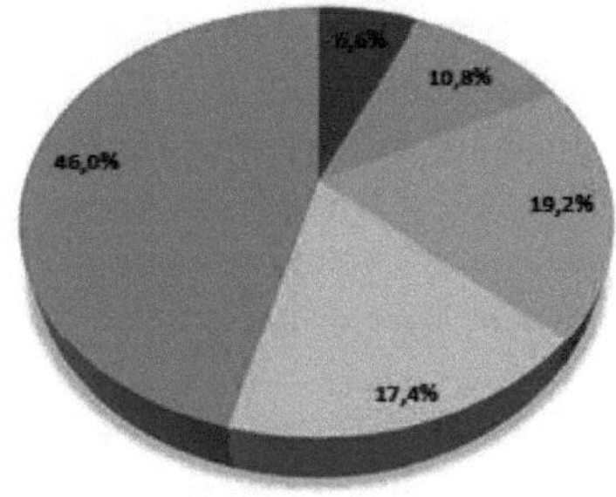

Figura 10: Distribuição dos doentes de acordo com o valor de proteinúria de vinte e quatro horas

2.3.5. Eletroforese de proteínas plasmáticas:

A eletroforese de proteínas plasmáticas foi realizada em 169 doentes.

O nível médio de proteínas foi de 63,92 ± 10,51 g/1, com extremos que variaram entre 32

a 90 g/1.

A albuminemia média foi de 33,9 ± 8,7 g/1 com extremos que variaram de 5,8 a 55g/l.

A média de alfa 1 globulina foi de 2,57 ± 1,73 g/1 com extremos entre 1,2 e 17g/l.

A média de alfa-2 globulina foi de 9,1 ± 2,5 g/1 com extremos entre 4 e 23,3 g/1.

A média de beta globulina foi de 8,97 ± 2,27 g/1, com extremos entre 4 e 8 g/1.

19,1 g/1.

A gamaglobulina média foi de 9,92 ± 3,47 g/1, com extremos entre 2,1 e 20 g/1.

Em 45 casos (21%) foi detectada uma síndrome nefrótica. As impurezas da síndrome nefrótica estão resumidas no quadro IX.

Quadro IX: Impurezas na síndrome nefrótica

Impureza SN	*Trabalhadores*	*Percentagem (%)*
HTA	0	0
Hm	6	13,3
IR	2	4,4
HTA+IR	5	11,1
Hm + IR	5	11,1
Hm + HTA	6	13,3
HTA + IR + Hm	18	40

Hm: hematúria; HTA: hipertensão arterial; IR: insuficiência renal orgânica; NS: síndrome nefrótica

2.3.6. Estudo de temogramas:

O nível médio de hemoglobina foi de 11,34 ± 2,54 g/dl [5-18,5 g/dl], tendo sido observada anemia normocítica normocrómica em 116 doentes (54,4%).

[33]A contagem média de glóbulos brancos foi de 7502 elementos/mm com extremos que variaram entre 3400 e 19800 elementos/mm. A hiperleucocitose foi registada em 26 doentes (12,2%).

[33]A média de plaquetas foi de 251.018 elementos/mm, com extremos que variaram de 127.000 a 646.000 elementos/mm. Nove doentes apresentavam trombocitopenia.

2.3.7. Perfil lipídico:

A colesterolemia foi medida em 187 doentes. O valor médio foi de 5,48 ± 2,07 mmol/1 [3-15,48 mmol/1]. A hipercolesterolemia foi observada em 70 doentes (37,4%).

Os níveis de triglicéridos foram medidos em 189 doentes. O valor médio foi de 1,87 ± 0,98 mmol/1 [0,26-6,4 mmol/1]. Quarenta e sete doentes apresentavam hipertrigliceridemia (24,8%).

2.3.8. Uricemia:

A uricemia média foi de 428 mmol/1, com extremos que variaram de 280 a 741 mmol/1. A hiperuricemia foi observada no momento do diagnóstico em 42% dos casos.

2.3.9. Testes de função hepática:

Em média, a aspartato aminotransferase (ASAT) era igual a 6 UI/1 e a alanina aminotransferase (ALAT) a 4 UI/1. Dois doentes apresentavam citólise hepática de 7 e 10 vezes o normal. Não foi identificada qualquer causa para esta citólise.

A mediana do nível de gama-glutamil-transpeptidase (GGT) foi de 20 UI/1, com extremos que variaram de 5 a 361 UI/1.

A bilirrubinemia total média foi de 8,1 mmol/1.

2.3.10. Testes imunológicos:

2.3.10.1. IgA sérica:

A IgA sérica foi medida em 77 doentes. Estavam aumentadas em 6 casos (7,8%).

2.3.10.2. O complementador:

As fracções C3 e C4 do complemento sérico foram medidas em 97 doentes. O C3 foi consumido por sete doentes (7,2%), enquanto o C4 foi consumido por dois doentes (2,1%).

O ensaio de complemento hemolítico CH50 foi efectuado em 88 casos. Este estava reduzido em 12 casos (13,6%).

2.3.10.3. Anticorpos anti-nucleares:

Os anticorpos antinucleares foram medidos em 107 doentes e foram positivos em 6. O anti-DNA foi negativo em todos os doentes.

2.4. Exames radiológicos :

2.4.1. Ecografia renal:

Todos os doentes foram submetidos a ecografia renal. O tamanho médio do rim foi de 10,18 cm à direita e 10,44 cm à esquerda. O tamanho do rim estava reduzido em 42 casos (19,7%). Oitenta e um doentes (38%) apresentavam desdiferenciação córtico-sinusal.

2.4.2. Radiografia do tórax:

Foram efectuadas radiografias do tórax em 131 doentes e revelaram :

- Cardiomegalia em 6 doentes.
- Sobrecarga pulmonar em 12 casos.
- Síndrome intersticial em 2 doentes.
- Elie era normal nos restantes doentes.

2.4.3. Ecografia cardíaca:

A ecografia cardíaca (ECU) foi realizada em 40 doentes como parte da avaliação da hipertensão ou como parte da avaliação pré-EER. Foi detectado derrame pericárdico em 6 casos (15%). A fração de ejeção do ventrículo esquerdo estava reduzida em 3 casos (7,5%).

2.5. Estudo anatomopatológico :

Depois de eliminadas as contra-indicações, foi efectuada uma biópsia renal percutânea (BRP) guiada por ultra-sons em 211 doentes. Dois doentes foram submetidos a RBB guiada por TC (devido à presença de quistos renais).

2.5.1. DelaidelaPBR:

A mediana do tempo entre a PBR e o início da doença foi de 51 dias, com extremos que variaram de 2 a 1460 dias.

2.5.2. Indicações para a biopsia renal:

As indicações para a RAP no nosso estudo estão resumidas na Tabela X.

Tabela X: Indicações para biópsia renal na nossa população

Indicações	*Número*	*Percentagem (%)*
HU isolada	4	1,9
IR isolado	0	0

IR com HU sem proteinúria	2	0,9
Ptu24h entre]0- 0,5g/24h[	8	3,8
Ptu24h entre [0,5-3g/24h[.	101	47,4
Ptu24h > 3g/24h sem SN	53	24,9
SN	45	21,1

HU: hematúria; IR: insuficiência renal; Ptu24h: proteinúria de vinte e quatro horas; SN: síndrome nefrótica.

2.5.3. Indicações para o segundo PBR :

Nove doentes (4,2%) efectuaram duas biopsias renais. As indicações para a segunda PBR estão resumidas na Figura 11.

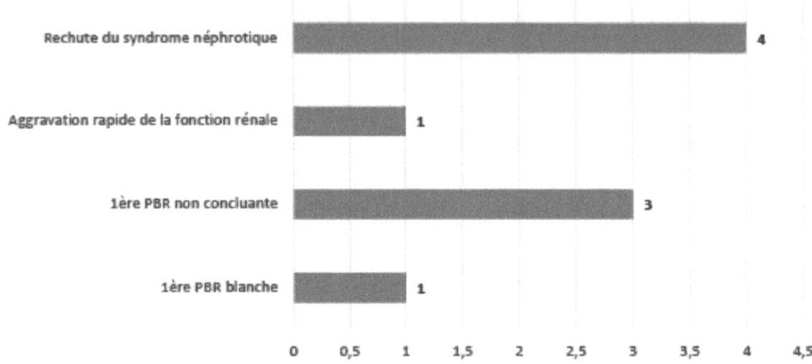

Figura 11: Indicações para uma segunda biopsia renal

2.5.4. Complicações da biopsia renal:

Vinte e um doentes desenvolveram uma complicação pós-BRP (9,9%).

Quatro apresentaram hematúria macroscópica transitória (19%). Apenas uma RPB foi complicada por fístula arteriovenosa. Dezasseis doentes apresentaram hematomas peri-renais (76,2%), com deglutição em quatro doentes, três dos quais necessitaram de transfusão. Todos os hematomas cicatrizaram espontaneamente.

2.5.5. Estudo de microscopia ótica:

Dividimos as lesões observadas de acordo com os seus sectores: glomerular, tubulointersticial e vascular.

2.5.5.1. Lesões glomerulares:

A mediana do número de glomérulos foi de 8 [2-65].

O número mediano de glomérulos permeáveis foi de 10 [0-55] e o número de glomérulos escleróticos (em pão de forma) foi de 5 [0-38].

As lesões observadas nos glomérulos permeáveis estão resumidas no Quadro XI.

Quadro XI: Lesões glomerulares na nossa população

Lesões glomerulares	*Frequência*	*Percentagem (%)*
Espessamento mesangial	144	67,6
Proliferação mesangial	136	63,8
Glomerulosclerose segmentar	152	71,4

Proliferação endo-capilar	18	8,5
Podocitose	89	41,8
Necrose fibrinóide	12	5,6
Proliferação extra-capilar	36	16,9

- Proliferação mesangial: Foi registada em 136 doentes (63,8%). Era mínima em 37 biopsias, moderada em 80 biopsias e grave em 19 biopsias.
- Glomerulosclerose: A glomerulosclerose segmentar foi observada em 152 doentes (71,4%). Treze doentes (8,5%) apresentavam glomeruloesclerose global.
- Proliferação extra-capilar: trinta e seis doentes (16,9%) apresentavam proliferação extra-capilar. Os crescentes eram celulares em 14 biópsias, fibrocelulares em 22 biópsias e fibrosos em 15 biópsias.

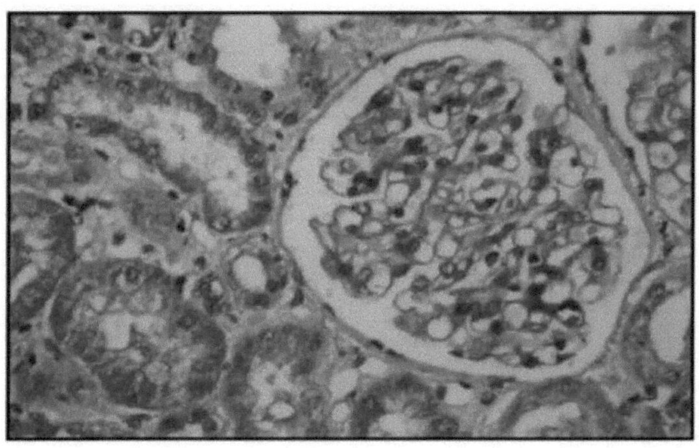

Foto 1: Rim opticamente normal (M0E0S0T0C0)
Tricrómio de Masson, ampliação x ***400***

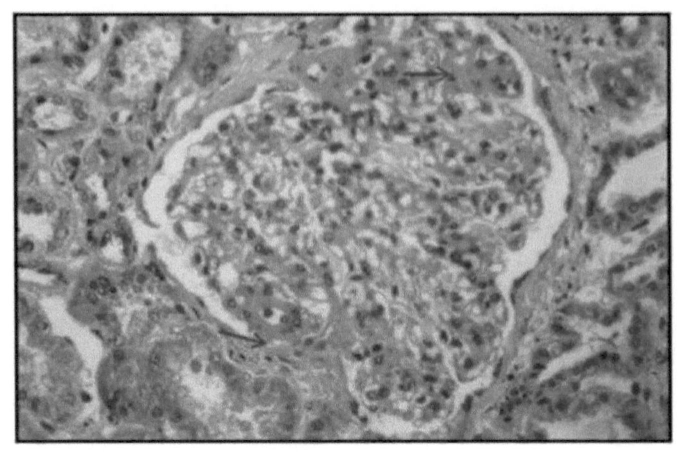

→ → *Foto 2 : Espessamento mesangial com proliferação mesangial ( )*
e acúmulo floculoso-capsular ( )
*Tricrómio de Masson, ampliação *400*

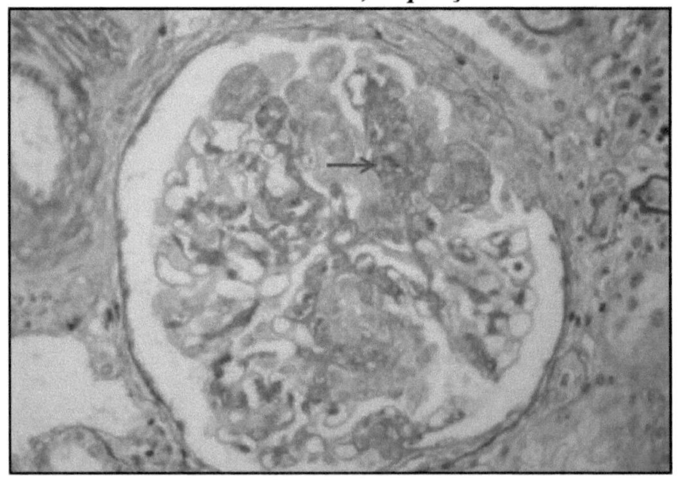

*Foto 3: Proliferação endo-capilar em PAS, ampliação *400*

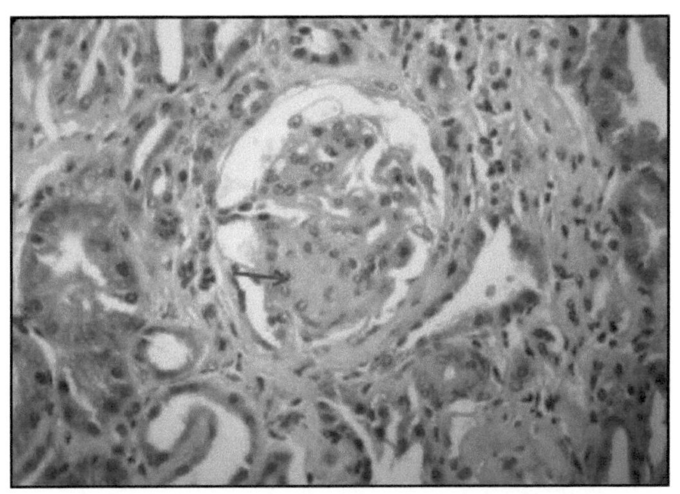

Foto 4: Glomerulosclerose segmentar
*Tricrómio de Masson, ampliação *200*

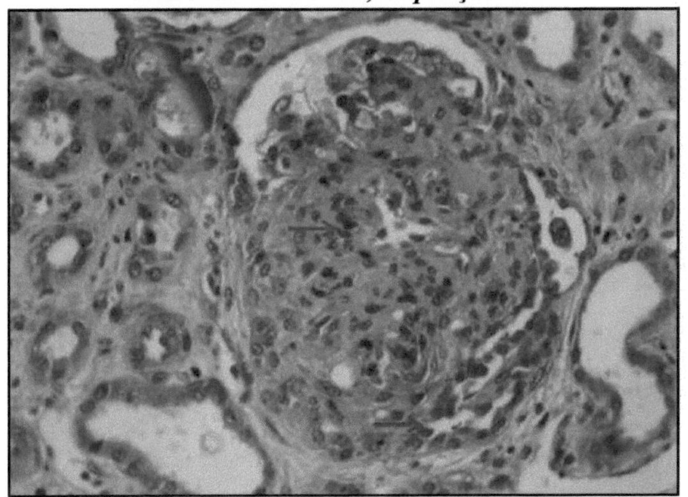

→ → *Foto 5: Proliferação mesangial ( ) com crescente celular ( )*
*Tricrómio de Masson, ampliação *400*

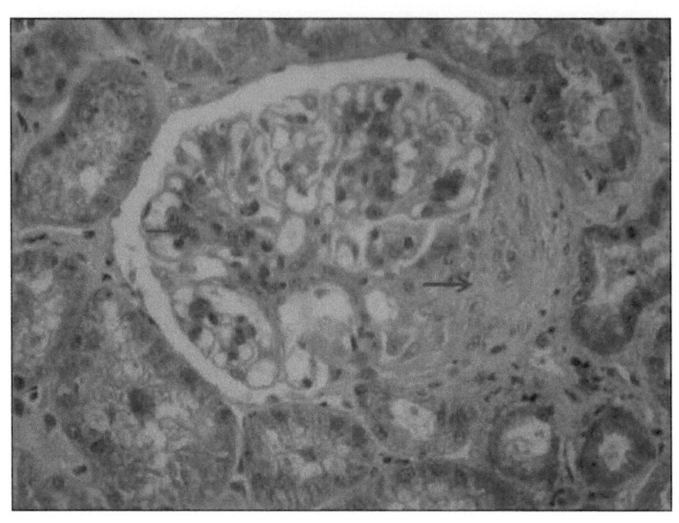

→ **Foto 6: Proliferação mesangial ( ) com**
→ crescente fibro-celular ( )
Tricrómio de Masson, ampliação x 400

2.5.5.2. *Lesões tubulointersticiais:*

Foi registado um infiltrado inflamatório intersticial em 116 biópsias (54%). Era constituído principalmente por células mononucleares.

A necrose tubular foi observada em 9% dos casos.

Foi detectada fibrose intersticial e/ou atrofia tubular em 155 biopsias (72,8%).

Observámos a presença de cilindros em 70% das biópsias. Eles eram exclusivamente hialinos em 73 biópsias e hemáticos em 24 biópsias. Uma combinação de cilindros hemáticos e hialinos foi observada em 43 biópsias. A combinação de três tipos de cilindros (hialino, hemático, granular) foi registada em sete biópsias.

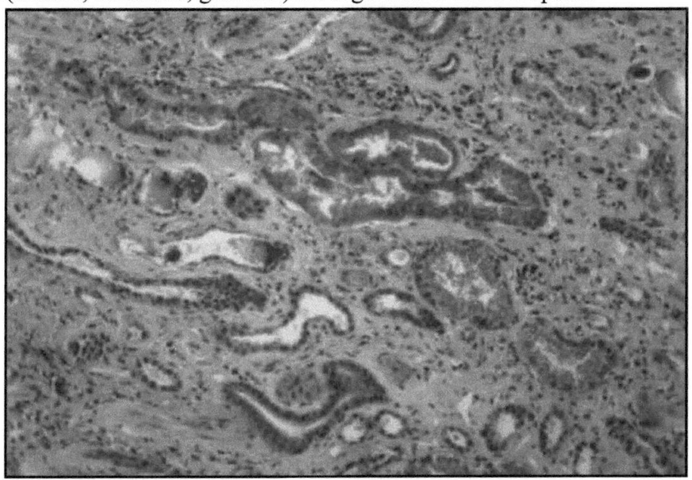

Foto 7: Fibrose intersticial/atrofia tubular
Tricrómio de Masson, ampliação* x *400

2.5.5.3. *Lesões vasculares:*

O envolvimento vascular, como a arteriosclerose, foi encontrado em 61 doentes (28,6%). Registámos a presença de lesões de arteriosclerose em 90 biópsias (42,2%).

As lesões de microangiopatia trombótica (TMA) estavam presentes em 32% dos casos.

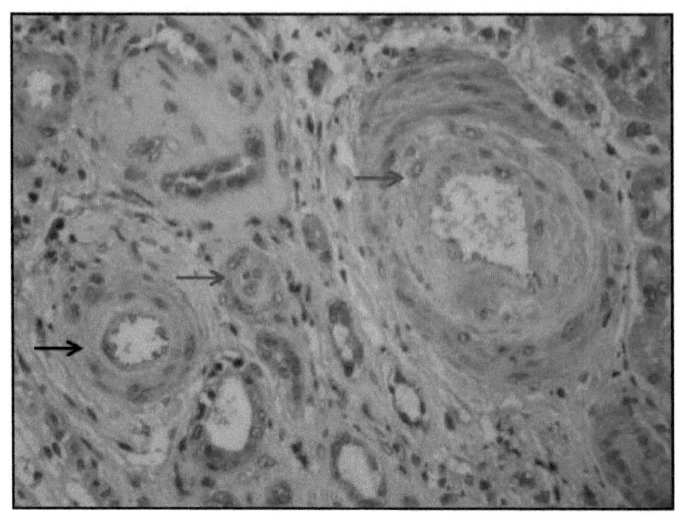

→ → → Foto 8: Arteriosclerose) - microangiopatia trombótica ( ) - arteriosclerose ( )
Tricrómio de Masson, ampliação x 200

2.5.6. Classificação de Oxford:

As duas lesões histológicas mais comuns foram a glomeruloesclerose segmentar (SI) (71,4%) e a proliferação mesangial (Ml) (63,8%).

A distribuição das diferentes lesões histológicas de acordo com a classificação MEST-C de Oxford é apresentada na Tabela XII.

Quadro XII: Distribuição dos doentes de acordo com a classificação MEST-C de Oxford

Dados de microscopia ótica		*Frequência*	*Percentagem (%)*
Proliferação mesangial (M)	MO	77	36,2
	Ml	136	63,8
Proliferação endocapilar(E)	E0	195	91,5
	El	18	8,5
Glomerulosclerose segmentar (S)	SO	61	28,6
	SI	152	71,4
Atrofia tubular/Fibrose intersticial (T)	TO	58	27,2
	T1	72	33,8
	T2	83	39
Crescentes celulares /Fibro-celular (C)	CO	177	83,1
	C1-C2	36	16,9

A mediana da pontuação cumulativa de Oxford foi de 3 [0-6].

2.5.7. Estudo de imunofluorescência direta:

Em todos os casos, o Elie mostrou uma fixação mesangial difusa e predominante de soros anti-IgA. O anti-IgM foi positivo em 63,8% dos casos e o anti-IgG em 16%. As localizações foram mesangiais e segmentares. A fixação mesangial do complemento C3 foi observada em 180 doentes (84,5%). A fixação de Clq foi observada em 8,4% das biopsias.

A ligação das cadeias leves kappa e lambda foi investigada em 119 doentes. A ligação mesangial destas cadeias foi observada em 80% dos casos, com uma predominância de cadeias leves lambda.

A distribuição dos diferentes tipos de depósitos de imunoglobulina é apresentada na Figura 12.

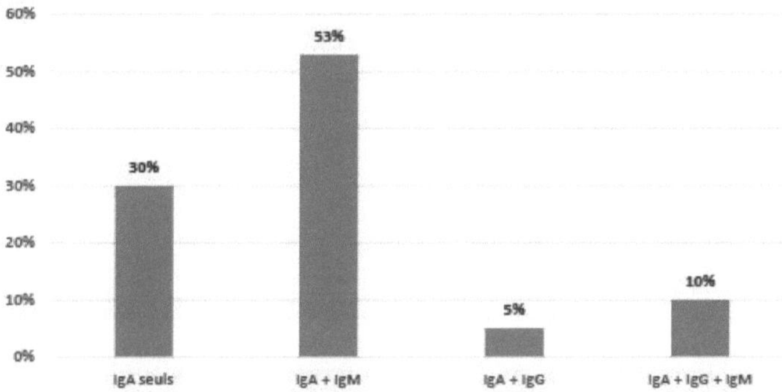

Figura 12: Distribuição dos diferentes tipos de depósitos de imunoglobulina na nossa população

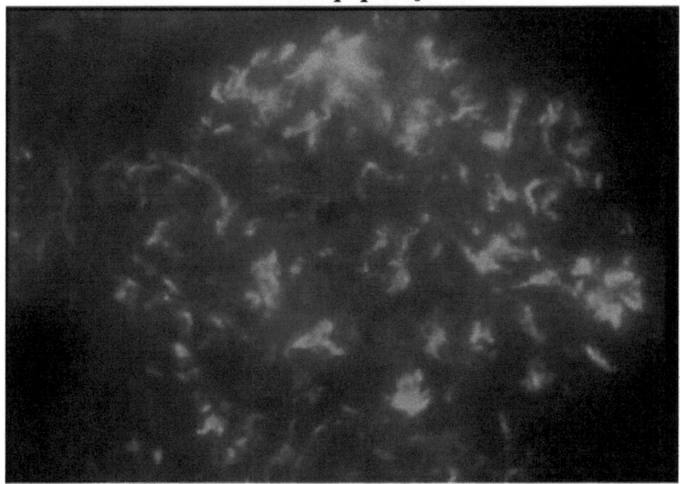

Foto 9: Depósitos mesangiais de imunoglobulina A

em imunofluorescência

2.5.8. Estudo de microscopia eletrónica :

As biópsias de três doentes foram examinadas por microscopia eletrónica. Observámos a deposição difusa de IgA mesangial e o apagamento dos pedicelos dos podócitos em todas as biopsias. Este apagamento foi difuso em dois casos e segmentar na terceira biopsia.

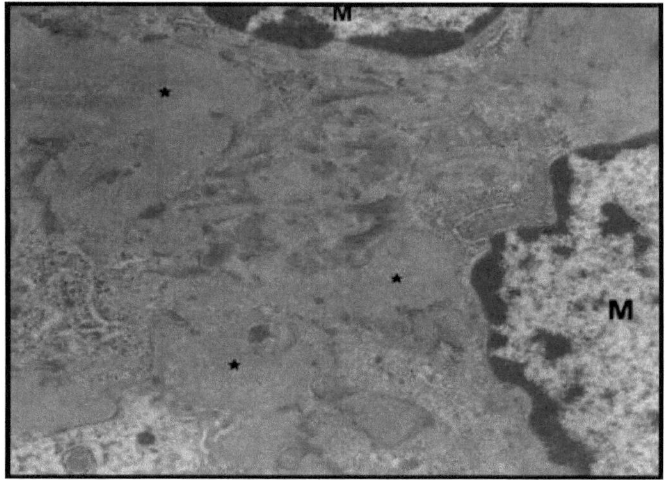

Foto 10: Depósitos de imunoglobulina A medidos por microscopia eletrónica

2.6. Tratamento terapêutico :

2.6.1. Tratamento conservador:

O tratamento conservador incluiu:

- **Cessação do tabagismo :**

A cessação do tabagismo foi conseguida em 34 doentes, o que corresponde a 39,1% dos fumadores.

- **Restrição de fluidos:**

A restrição hidrosódica não foi sistematicamente comunicada nos ficheiros.

- **Tratamento hipolipemiante:**

Trinta e oito pacientes tinham um tratamento hipolipemiante (17,8%). Tratava-se de estatinas em vinte e nove casos (76,3%) e de fibratos em nove casos (23,7%).

- **Tratamento da hiperuricemia :**

Vinte e seis doentes (12,2%) começaram a tomar alopurinol.

- **Tratamento anti-hipertensivo e nefroprotector :**

Um total de 121 doentes (56,8%) recebeu inibidores do sistema renina angiotensina aldosterona (RAASI).

Trinta e sete (30,5%) doentes normotensos começaram a tomar uma dose baixa de BSRAA para fins anti-proteinúricos.

As diferentes classes de medicamentos anti-hipertensores utilizados estão resumidas no quadro XIII.

Quadro XIII: Classes de anti-hipertensores

Classe	*Frequência*	*Percentagem*
BSRAAIEC	100	46,9
ARAII	21	9,9
Inibidor de cálcio	123	57,7
Diuréticos	50	23,4
Anti-hipertensivo central	40	18,8
Bioquanta alfa	7	3,3
Beta bioquant	73	34,3

BSRAA: bloqueadores do sistema renina angiotensina aldosterona; inibidores da ECA: inibidores da ECA; BRA: antagonistas dos receptores da angiotensina II.

Os inibidores da enzima de conversão utilizados foram: Captopril em 86 doentes, Enalapril em sete doentes, Ramipril em cinco doentes e Perindopril em dois doentes.

Os antagonistas dos receptores da angiotensina II utilizados foram: Irbesartan em 14 doentes, Losartan em quatro doentes, Valsartan num doente, Telmisartan num doente e Candesartan num doente.

Os doentes fizeram monoterapia anti-hipertensiva, bi-terapia, tri-terapia e quadri-terapia em 27%, 20%, 23% e 8% dos casos, respetivamente.

- **Tonsilectomia e óleo de peixe:**

Foi efectuada uma amigdalectomia em 5 casos (2,3%). Nenhum doente recebeu óleo de peixe.

- **Tratamento com antibióticos :**

O tratamento com antibióticos esteve presente em 44 doentes (20,7%). Foi indicado para o tratamento da angina (25%), das infecções broncopulmonares (31,9%), das infecções do trato urinário (20,4%), das infecções dentárias (9,1%), das infecções cutâneas (11,4%) e das infecções do portal endovascular (2,2%).

O período médio de prescrição foi de um dia [0-15 dias],

As classes de antibióticos utilizadas são descritas em pormenor na Figura 13.

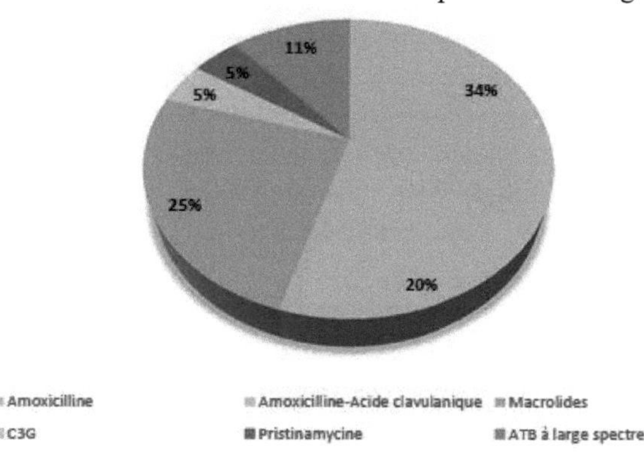

Figura 13: Classes de antibióticos utilizados nos nossos doentes durante a hospitalização

2.6.2. Tratamento imunossupressor:

2.6.2.1. Tratamento com corticosteróides:

O tratamento com corticosteróides esteve presente em 91 doentes (42,7%). As indicações foram distribuídas da seguinte forma: (Figura 14)

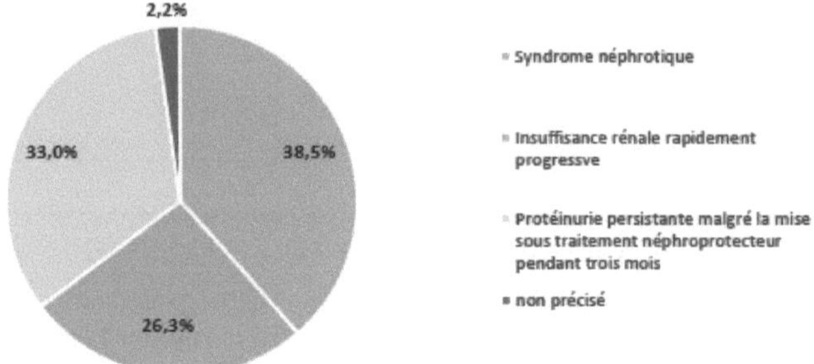

[2]***Figura 14: Distribuição dos doentes por indicação para terapêutica com corticosteróides*** Nestes doentes, a mediana da TFG foi de 26 ml/min/1,73 m SC [2][3 - 267 ml/min/1,73 m SC] e a proteinúria mediana foi de 3,5 g/24h. [0,67 -46,17 g/24h],

Foram adoptados dois planos de tratamento:

- Cinquenta e quatro doentes (59,3%) foram tratados com corticoterapia oral numa dose de 1 mg/Kg/d durante um mês, seguida de uma redução gradual.
- Trinta e sete pacientes (40,7%) foram colocados no Protocolo Pozzi.

2.6.2.2. Ciclofosfamida:

Esteve presente em 2 doentes em associação com corticóides e tratamento nefroprotector.

o O primeiro doente tinha 30 anos, não tinha antecedentes médicos e era toxicodependente. Apresentou-se com glomerulonefrite rapidamente progressiva e hipertensão grave. [2]A TFG inicial era de 17,51 ml/min/l, 73m SC. A proteinúria de 24 horas foi de 4,01 g/24h. O exame imunológico não apresentava anomalias. As lesões histológicas eram graves. Observámos 50% de glomérulos escleróticos, proliferação extra-capilar, lesões hemáticas, cilindros granulares e MAT. A PBR foi classificada como M1E1S0T2C1. Com tratamento nefroprotector, o doente recebeu prednisona na dose de 1mg/kg/d e 2 bólus de ciclofosfamida 500 mg com intervalos de 2 semanas. Dada a rápida progressão para insuficiência renal terminal, a ciclofosfamida foi interrompida.

o O segundo doente era um jovem de 18 anos, proveniente de um casamento consanguíneo de primeiro grau, com uma história de hematúria macroscópica recorrente concomitante com infecções otorrinolaringológicas. A sua nefropatia foi revelada por uma síndrome nefrótica impura causada por hematúria e insuficiência renal. Uma primeira PBR mostrou proliferação endo e extra capilar. O doente foi colocado em tratamento nefroprotector, corticóides e ciclofosfamida, com remissão da síndrome nefrótica. A evolução foi marcada por recidivas frequentes ao longo de 5 anos. Foi efectuada uma segunda PBR, que revelou um agravamento das lesões tubulares. A fase terminal foi atingida após 73 meses.

2.6.2.3. Micofenolato de mofetil (MMF) :

O MMF foi utilizado em três doentes com síndrome nefrótica cortico-dependente. A dose prescrita foi de 2g/d.

2.6.2.4. Ciclosporina:

Elie foi prescrito a um único doente para uma síndrome nefrótica cortico-resistente. A distribuição dos pacientes de acordo com o tratamento escolhido é mostrada na Figura 15.

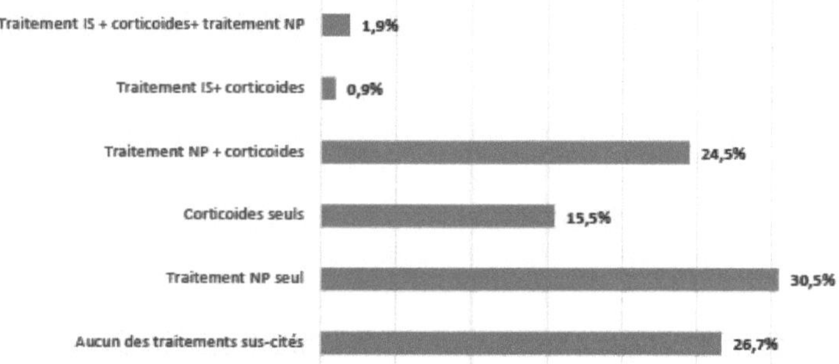

Figura 15: Repartição dos doentes por tipo de tratamento recebido

2.7. Evolução :

2.7.1. Tempo de seguimento:

A mediana do tempo de seguimento no nosso estudo foi de 24 meses, com extremos que variaram de 1 a 360 meses. Oitenta e cinco pacientes (40%) foram seguidos por menos de um ano.

2.7.2. Evolução da pressão arterial:

Após 3 meses, a mediana da PAS era de 130 mmHg [100-180 mmHg] e a mediana da PAD era de 80 mmHg [60-110 mmHg],

No final do seguimento, a PAS mediana era de 130 mmHg, com extremos entre 100 e 190 mmHg, enquanto a PAD mediana era de 80 mmHg, com extremos entre 50 e 20 mmHg.

2.7.3. Evolução da proteinúria e da tematúria:

Após 3 meses, a mediana da proteinúria de 24 horas era de 1g/24h, com extremos que variavam de 0 a 12g/24h.

No final do seguimento, a mediana da proteinúria era de 0,51g/24h, com extremos que variavam entre 0 e 17,7g/24h.

A mediana da hematúria foi de uma cruz aos 3 meses e no final do seguimento.

As alterações na proteinúria e hematúria durante o período de estudo são apresentadas na Tabela XV.

Quadro XIV: Evolução da proteinúria e da thematúria durante o acompanhamento

Prazo de entrega	*Mediana Pu24h (g/24h)*	*Hematúria mediana (cruz)*
1 mês	1,3 (0-19,5)	1(0-3)
3 meses	1 (0 -12)	1(0-3)
6 meses	0,7 (0 - 7,5)	1(0-3)
1 ano	0,57 (0 - 8,6)	1(0-3)
18 meses	0,75 (0-11)	1(0-3)
2 anos	0,95 (0 - 12)	1(0-3)
Fim do controlo	0,51 (0-17,7)	1(0-3)

Pu24h: carência proteica de vinte e quatro horas

2.7.4. Evolução da função renal:

2.7.4.1. Doença renal crónica:

No final do seguimento, a ureia mediana era de 8,5 mmol/1 com extremos que variavam entre 2,8 e 45 mmol/1. A creatininemia mediana era de 161 pmol/l, com extremos que variavam entre 46 e 1220 pmol/l.

As alterações da função renal durante o período de acompanhamento são apresentadas na Tabela XVI.

Tabela XV: Alterações da função renal durante o acompanhamento

Prazo de entrega	*Mediana de uree (mmol/l)*	*Mediana da creatininemia (pmol/l)*
1 mês	7,8 (2,5 - 42,8)	141 (40-617)
3 meses	6,9 (2,4 - 35,8)	146 (47 - 527)
6 meses	6,55 (2,5-35)	109 (45 - 522)
1 ano	7,4 (2-41)	118 (45 - 1220)
18 meses	7,4 (0,5 - 44)	137 (44- 1331)
2 anos	7,35 (3,1 -45)	124 (41 - 1102)
Fim do controlo	8,5 (2,8 - 45)	161 (46- 1220)

No final do seguimento, a distribuição dos doentes por estádio da doença renal crónica era a seguinte (Figura 16)

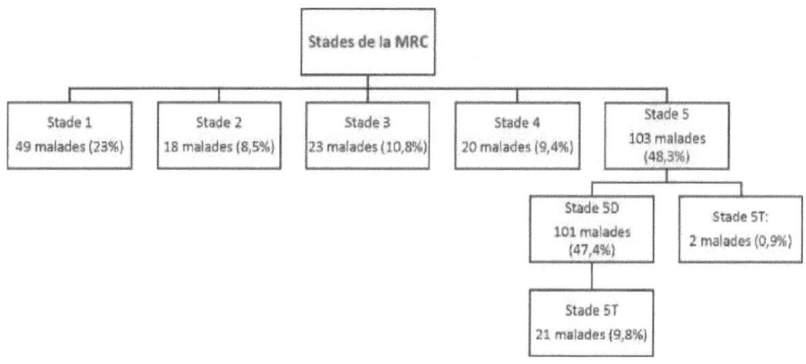

DRC: Doença renal crónica; 5D: Doentes com DRC por diálise; 5T: Doentes com DRC por transplante

Figura 16: Repartição da população estudada por fase da doença renal crónica no momento da última notícia

1.7.4.2. Fase terminal:

A fase terminal foi atingida em 103 doentes (48,3%). A mediana do tempo decorrido entre o diagnóstico de nefropatia por IgA e a necessidade de EER foi de 7 meses, com extremos que variaram de 0 (diálise aguda) a 226 meses.

As modalidades de depuração extra-renal foram: hemodiálise (HD) em 83 doentes (80,5%) e diálise peritoneal (DP) em 18 doentes (17,4%). Quatro doentes estavam inicialmente em DP, mas foram transferidos para HD devido a peritonite recorrente. Dois doentes foram submetidos a transplante renal preventivo sem recurso a EBRT (0,1%).

1.7.4.3. Transplante renal:

Na nossa população, 23 doentes (10,8%) tinham sido submetidos a transplante renal (TR). Dois doentes (0,1%) foram submetidos a transplante renal preventivo. O TR foi efectuado a partir de rim de dador vivo em 18 casos (78,3%) e a partir de rim de cadáver em 5 casos (21,7%). O tempo médio entre a RT e o início da depuração extra-renal foi de 3 anos, com extremos que variaram de 0 a 100 anos.

As caraterísticas dos doentes transplantados renais estão resumidas no Quadro XVII.

Quadro XVI: Caraterísticas dos doentes transplantados renais

Caraterísticas	*Número*
Número total de doentes transplantados	23
Dador cadavérico	5
Dador vivo	18, incluindo 2 de preferência
Número de identificação HLA :	
Não	2
Um único	1
Dois	2
Três	13
Quatro	5
Tratamento de indução: timoglobulinas	23

Tratamento de manutenção :	
Ciclosporina-MMF-Solupred	7
Prograf-MMF-Solupred	13
Ciclosporina-Imurel-Solupred	2
Rapamune-MMF-Solupred	1
Tempo médio de acompanhamento (anos)	8
Sobrevivência do enxerto	
Um avião	22
Aos 2 anos	20
Aos 5 anos	18
Recorrência da nefropatia por IgA	6

HLA: complexo principal de histocompatibilidade; MMF: micofenolato de mofetil; TR: transplante renal

Apenas um doente tinha sofrido rejeição aguda devido a um trombo na artéria do enxerto, resultando em isquemia total do enxerto e detransplante no mesmo dia. O doente tinha sido transplantado de um dador vivo aparente com identidade HLA 0.

Treze doentes (56,5%) foram submetidos a biopsia do enxerto. A PBG foi efectuada em 11 doentes por agravamento da função do enxerto e em 2 doentes para investigação de proteinúria isolada.

Os resultados do PBG foram os seguintes: lesões relacionadas com a toxicidade da anticalcineurina em 4 biópsias e rejeição celular aguda em 3 biópsias.

Os depósitos de LgA foram objectivados em oito doentes, seis dos quais tinham lesões histológicas associadas. O tempo médio até à recorrência foi de 8 anos, com extremos que variaram entre 3 e 6 anos.

2.7.5. Complicações evolutivas:

2.7.5.1. Diabetes induzida por corticosteróides:

A diabetes induzida por corticoterapia foi observada em 10 doentes (11%) após corticoterapia prolongada.

2.7.5.2. Complicações infecciosas:

Vinte e seis doentes (26,8%) desenvolveram complicações infecciosas após o tratamento com corticosteróides e imunossupressores. As infecções mais frequentes foram: infecções do trato digestivo (8 doentes), pneumonia (2 doentes), infecções recorrentes do trato urinário (3 doentes), infecções bacterianas da pele (6 doentes), herpes zoster (3 doentes) e hepatite viral (4 doentes).

2.7.5.3. Neoplasia:

As complicações neoplásicas observadas foram:

- Carcinoma ductal invasivo da mama (2 casos).
- Um processo expansivo intracraniano (1 caso).

Com uma mediana de tempo de início de 3 anos [12-16 anos].

2.7.6 Mortes:

Ocorreram dois óbitos (0,9%) durante o período do estudo:

- Um doente de 36 anos faleceu com um estado neurológico alterado relacionado com um processo expansivo intracraniano que ocorreu 15 anos após o transplante renal.

- Uma doente de 16 anos foi admitida no hospital para tratamento de uma insuficiência renal rapidamente progressiva associada a nefropatia por IgA. Elie foi medicada com corticosteróides e fez hemodiálise. Elie faleceu na sequência de um estado de choque sético de origem endovascular, apesar da antibioterapia adequada.

3. ESTUDO ANALÍTICO :

3.1. Correlações anatómico-clínicas :

3.1.1. Correlações entre a proliferação mesangial (Ml) e os dados clínico-biológicos:

A proliferação mesangial (Ml) foi correlacionada com a presença de hipertensão (p=0,008) e insuficiência renal (p=0,0045) no momento do diagnóstico da nefropatia (Tabela XVIII).

Quadro XVII: Correlações entre a proliferação mesangial e os dados clínico-biológico

	MO	*Ml*	*P*
Género :			
H	32,35%	67,65%	0,19
F	42,8%	57,2%	
Idade (ano)	35,7	33,8	0,3
Tabaco	33,3%	66,6%	0,37
CDD :			
HTA	26,8%	73,2%	**0,008***
HU macroscópica	38,6%	61,4%	0,78
SN	29,2%	70,8%	0,1
IR	31%	69%	**0,047***
PAS (mmHg)	146	150,3	0,34
PAD (mmHg)	87,6	89,6	0,43
[2]Taxa de filtração glomerular (ml/min/l,73m SC)	55,34	46,65	0,17
PU24h(g/24h)	3,2	3,9	0,28
Uricemia (mmol/1)	387,2	430	0,054

M: homem; F: mulher; CDD: circunstâncias da descoberta; HTA: hipertensão arterial; HU: hematúria; NS: síndrome nefrótica; IR: insuficiência renal; SAP: pressão arterial sistólica; DBP: pressão arterial diastólica, GFR: taxa de filtração glomerular; Pu24H: proteinúria de 24 horas; M: proliferação mesangial.

3.1.2. Correlações entre a proliferação endo-capilar e dados clínico-biológicos:

A proliferação endo-capilar (El) foi correlacionada com a idade (p=0,021), o tabagismo (p=0,027), a presença de insuficiência renal inicial (p=0,048) e a hiperuricemia (p=0,029) com uma diferença estatisticamente significativa. (Tabela XIX).

Quadro XVIII: Correlações entre as proliferações endocapilares e dados clínico-biológicos

	EO	*EI*	*P*
Género :			
H	89%	11%	0,07
F	96,1%	3,9%	
Idade (ano)	33,9	41,1	**0,021***
Tabaco	86,2%	13,8%	**0,027***
CDD :			
HTA	88,9%	11,1%	0,28
HU macroscópica	95,5%	4,5%	0,35
SN	92,7%	87,5%	0,25
IR	87%	13%	**0,048***
PAS (mmHg)	148,2	154,2	0,42
PAD (mmHg)	88,4	90,7	0,7
[2]Taxa de filtração glomerular (ml/min/l,73m SC)	50,6	36,9	0,2
PU24h(g/24h)	3,54	4,95	0,09
Uricemia (mmol/1)	407,5	495,9	**0,029***

M: homem; F: mulher; CDD: circunstâncias da descoberta; HU: hematúria; NS: síndrome nefrótica; IR: insuficiência renal; SBP: pressão arterial sistólica; DBP: pressão arterial diastólica, GFR: taxa de filtração glomerular; Pu24H: proteinúria de 24 horas; E: proliferação endocapilar.

3.1.3. Correlações entre glomeruloesclerose segmentar e dados clínico-biológicos:

A glomeruloesclerose segmentar (GS) foi correlacionada com a presença de insuficiência renal inicial (p<0,001), PAS (p=0,003), PAD (p=0,001) e hiperuricemia (p=0,003). (Tabela XX)

Quadro XIX: Correlações entre glomeruloesclerose segmentar e dados clínico-biológicos

	SO	*SI*	*P*
Género:			
H	27,2%	72,8%	0,32
F	31,2%	68,8%	
Idade (ano)	33,5	34,9	0,48
Tabaco	24,1%	75,9%	0,22
CDD :			
HTA	17,6%	82,4%	**<0,001***
HU macroscópica	45,5%	54,6%	0,32
SN	33,3%	66,7%	0,47
IR	18,6%	71,4%	**<0,001***
PAS (mmHg)	137,8	153,1	**0,003***

PAD (mmHg)	81,8	91,7	**0,001***
[2]Taxa de filtração glomerular (ml/min/l,73m SC)	74,5	39,9	**<0,001***
PU24h(g/24h)	3,86	3,58	0,68
Uricemia (mmol/1)	362,6	434,6	**0,003***

M: homem; F: mulher; CDD: circunstâncias da descoberta; HTA: hipertensão arterial; HU: hematúria; IR: insuficiência renal; NS: síndrome nefrótica; SAP: pressão arterial sistólica; DBP: pressão arterial diastólica; GFR: taxa de filtração glomerular; Pu24H: proteinúria de 24 horas; S: glomeruloesclerose segmentar.

3.1.4. Correlações entre hipertrofia tubular/flatrose intersticial e dados clínico-biológicos:

A atrofia tubular/fibrose intersticial (T1-T2) correlacionou-se com o sexo masculino (p=0,04), o tabagismo (p=0,007) e a presença de hipertensão arterial indicativa de nefropatia. Biologicamente, estas lesões correlacionaram-se com a presença de uma síndrome nefrótica, insuficiência renal inicial e hiperuricemia (p<0,001). Por outro lado, a descoberta de nefropatia por IgA após um episódio de hematúria macroscópica associou-se à ausência de atrofia tubular/fibrose intersticial na RBP, com uma diferença estatisticamente significativa (p=0,001) (Quadro XXI).

Quadro XX: Correlações entre distrofia muscular tubular/flrose intersticial e dados clínico-biológicos

	TO	*Tl-2*	*P*
Género :			
H	22,8%	77,2%	**0,04***
F	35,1%	63,9%	
Idade	33	35	0,31
Tabaco	5,8%	94,2%	**0,007***
CDD :			
HTA	12,9%	87,1%	**<0,001***
HU macroscópica	54,5%	45,5%	**0,001[a]**
SN	45,8%	54,2%	**0,002***
IR	10,3%	89,7%	**<0,001***
PAS (mmHg)	129,5	156	**<0,001***
PAD (mmHg)	78,3	92,8	**<0,001***
[2]Taxa de filtração glomerular (ml/min/l,73m SC)	94,31	33,13	**<0,001***
PU24h(g/24h)	4,34	3,37	0,12
Uricemia (mmol/1)	336,3	441,4	**<0,001***

M: homem; F: mulher; CDD: circunstâncias da descoberta; HTA: hipertensão arterial. [a]HU: hematúria; NS: síndrome nefrótica; IR: insuficiência renal; PAS: pressão arterial sistólica; PAD: pressão arterial diastólica; TFG: taxa de filtração glomerular; Pu24H: proteinúria de 24 horas; T: atrofia tubular/fibrose intersticial; correlação positiva.

3.1.5. Correlações entre a presença de crescentes celulares/fibrocelulares e dados clínico-biológicos:

A presença de crescentes (C1-C2) foi correlacionada com o sexo masculino (p=0,04), a presença de insuficiência renal no momento do diagnóstico (p=0,003) e a baixa taxa de filtração glomerular (p=0,003) com uma diferença estatisticamente significativa (Tabela XXII).

Quadro XXI: Correlações entre a presença de crescentes celulares/ e dados clínico-biológicos

	CO	*Cl*	*P*
Género :			
H	79,4%	20,6%	**0,04***
F	89,6%	10,4%	
Idade (ano)	34,6	33,6	0,68
Tabaco	83,9%	82,5%	0,8
CDD :			
HTA	81,8%	76,6%	0,38
HU macroscópica	81,8%	83,6%	0,8
SN	83,3%	83%	1
IR	77,9%	94,1%	**0,003***
PAS (mmHg)	148,9	147,8	0,8
PAD (mmHg)	88,8	88,8	1
[2]Taxa de filtração glomerular (ml/min/l,73m SC)	53,9	29,7	**0,003***
PU24h(g/l)	3,65	3,68	0,96
Uricemia (mmol/1)	407,1	453,9	0,07

M: homem; F: mulher; CDD: circunstâncias da descoberta; HTA: hipertensão arterial; HU: hematúria; NS: síndrome nefrótica; IR: insuficiência renal; SAP: pressão arterial sistólica; DBP: pressão arterial diastólica; GFR: taxa de filtração glomerular; Pu24H: proteinúria de 24 horas; C: Croissants.

3.2. Factores de risco para a duplicação da creatinemia :

Para estudar a evolução da função renal, procurámos factores de risco para a duplicação da creatinemia aos 6 meses.

Apenas os valores elevados de ADP (p=0,04), a existência de insuficiência renal inicial (p=0,004) e a presença de lesões histológicas de atrofia tubular/fibrose intersticial Tl-2 (p=0,02) se associaram a um risco estatisticamente significativo de duplicação da creatininémia aos 6 meses (Quadro XXIII).

Tabela XXII: Factores clínico-biológicos, histológicos e terapêuticos associados à duplicação da creatinemia aos 6 meses

Factores estudados	*Duplicação da creatininémia aos 6 meses*	*Sem duplicação da creatinina aos 6 meses*	*P*
Género :			

H	77%	61%	0,5
F	33%	38%	
Idade (ano)	33,8	36,4	0,52
^{2}IMC (kg/m)	25,47	23,55	0,18
Tabaco	61,5%	37%	0,6
CDD :			
HU macroscópica	15,4%	27%	0,6
HTA	69,3%	46%	0,23
SN	15,4%	27%	0,35
IR	100%	62%	**0,004***
PAS (mmHg)	161	147	0,12
PAD (mmHg)	98,5	87,7	**0,04***
PU24h(g/24h)	3,43	4,63	0,12
Uricemia (mmol/1)	476	411	0,06
Pontuação MEST-C :			
M	Ml: 74,9	Ml: 59	0,17
E	El: 15,4%	El: 6% das vendas	0,4
S	SI: 84,6	SI: 71	0,23
T	Tl-2: 100%.	Tl-2: 70%.	**0,02***
c	Cl-2: 15,4	Cl-2 :18	0,5
BSRAA	53,8%	72%	0,16
Corticóides	53,8%	60%	0,45

H: homem; F: mulher; IMC: índice de massa corporal; CDD: circunstâncias da descoberta; HU: hematúria; HTA: hipertensão arterial; NS: síndrome nefrótica; IR: insuficiência renal; PAS: pressão arterial sistólica; PAD: pressão arterial diastólica; TFG : taxa de filtração glomerular; Pu24H: proteinúria de 24 horas; M: proliferação mesangial; E: proliferação endocapilar; S: glomerulosclerose segmentar; T: atrofia tubular/fibrose intersticial; C: crescentes; BSRAA: bloqueadores do sistema renina angiotensina aldosterona.

3.3. Factores de risco para a progressão para a fase terminal:

3.3.1. Estudo univariado:

A sobrevivência renal sem progressão para DRC foi estimada em 83,3% ao 1 mês, 74,3% aos 6 meses, 67,2% ao 1 ano e 62,9% aos 2 anos (Figura 17).

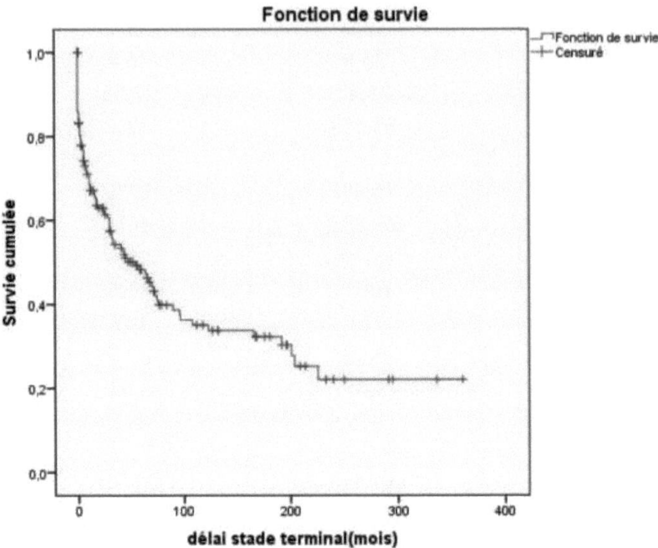

Figura 17: Sobrevivência renal da nossa população

Neste estudo univariado, os seguintes elementos foram associados a um maior risco de depuração extra-renal:

- **Sexo masculino (p=0,03)**
- **Avanço da idade (p=0,049)**
- **Tabagismo (p=0,012)**
- **Presença de insuficiência renal ao diagnóstico (p<0,001) e hipertensão arterial (p<0,001)**
- **Proteinúria >2 g/24 (p<0,001)**
- **Hiperuricemia (p=0,003)**
- **A presença de lesões de SI (p<0,001), Tl-2 (p<0,001) e Cl-2 (p=0,006) na PBR.**

Por outro lado, a descoberta de nefropatia por IgA após um episódio de hematúria macroscópica (p<0,001) ou fortuitamente (por anomalia do sedimento urinário) (p<0,001) e o uso de BSRAA (p=0,032) foram factores protectores contra a progressão para o estádio terminal.

a) Factores de prognóstico epidemiológicos e clínicos :

O género masculino foi associado a um mau prognóstico renal, com uma diferença estatisticamente significativa (p=0,012) (Figura 18).

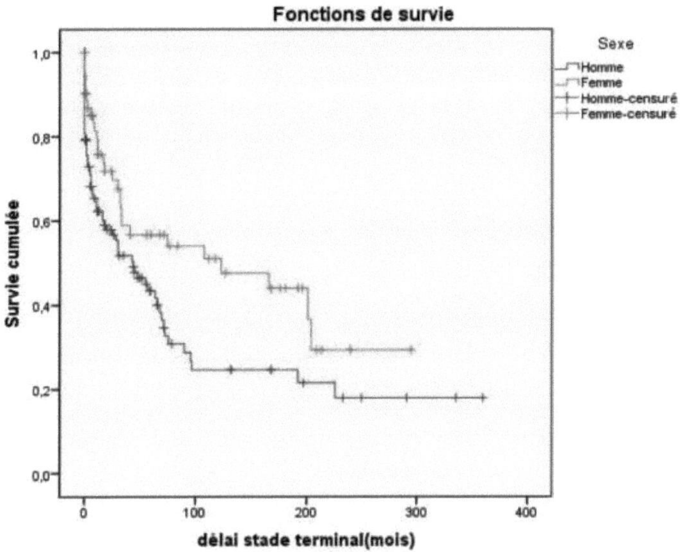

Figura 18: Sobrevivência renal por género

O tabagismo tem uma influência negativa no prognóstico renal (p=0,012) (figura 19).

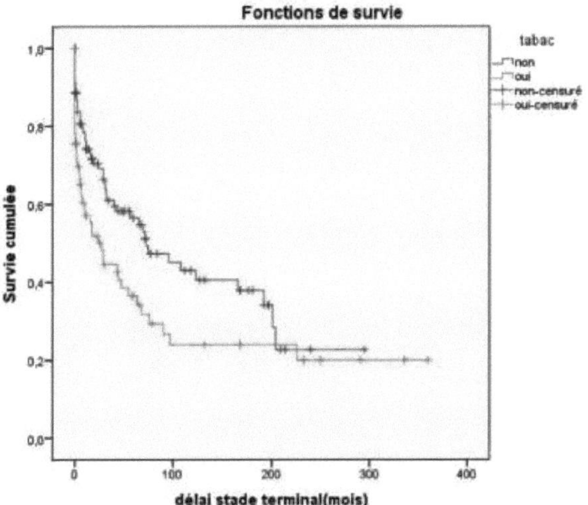

Figura 19: Sobrevivência renal em função dos hábitos tabágicos

A sobrevivência renal foi melhor para os doentes cuja nefropatia foi revelada por hematúria macroscópica (p>0,001) (Figura 20).

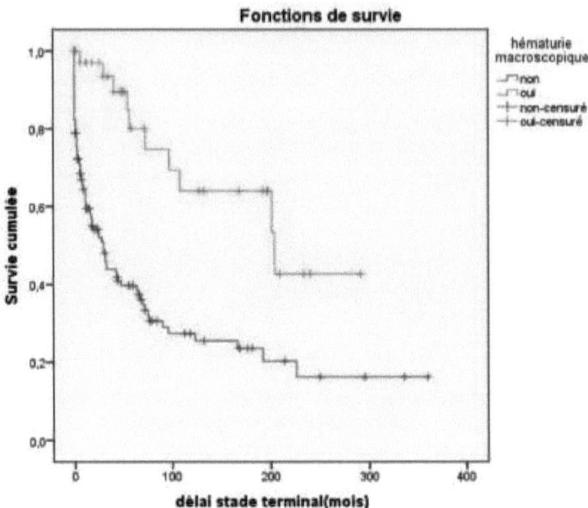

Figura 20: Sobrevivência do rim em função da hematúria macroscópica inicial

A presença de hipertensão arterial na altura do diagnóstico de NIgA teve um impacto significativo na sobrevivência renal (p<0,001) (Figura 21).

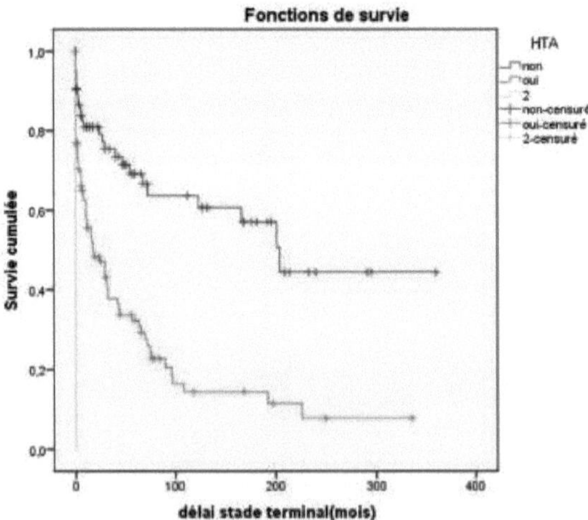

Figura 21: Sobrevivência renal em função da [hipertensão

A sobrevivência renal foi melhor nos casos de deteção incidental de nefropatia durante a urinálise de rotina (p<0,001) (Figura 22).

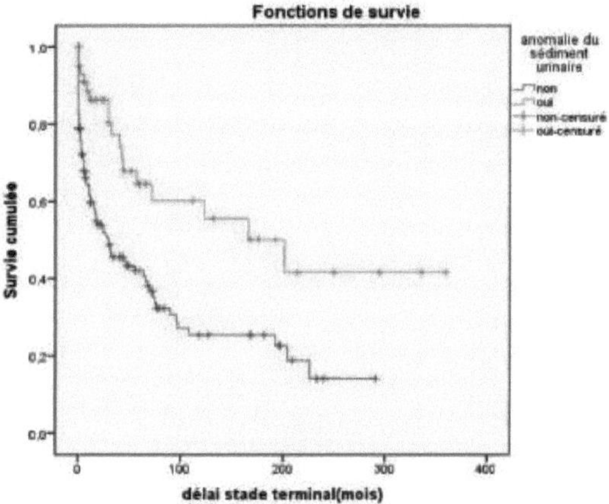

Figura 22: Sobrevivência do rim em função das anomalias do sedimento urinário

b) Factores biológicos de prognóstico :

A presença de insuficiência renal na altura do diagnóstico teve um impacto significativo na sobrevivência renal (p<0,001) (Figura 23).

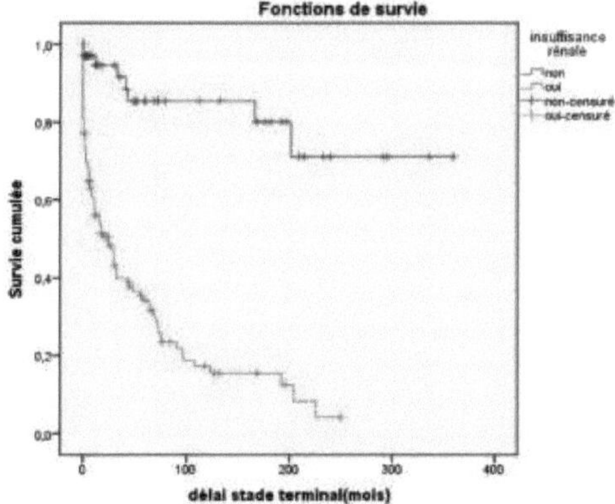

Figura 23: Sobrevivência renal em função da presença de insuficiência renal inicial

A proteinúria >2 g/24 horas foi associada a um mau prognóstico renal (p<0,001) (Figura 24).

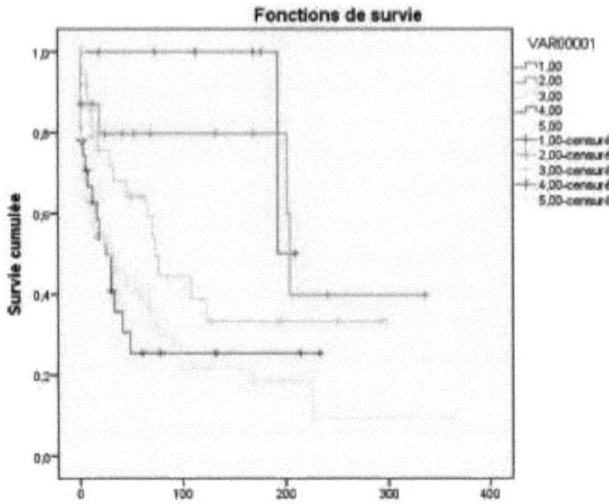

Figura 24: Sobrevivência renal em função da proteinúria de vinte e quatro horas

A hiperuricemia foi associada a um mau prognóstico renal com uma diferença significativa (p=0,003) (Figura 25).

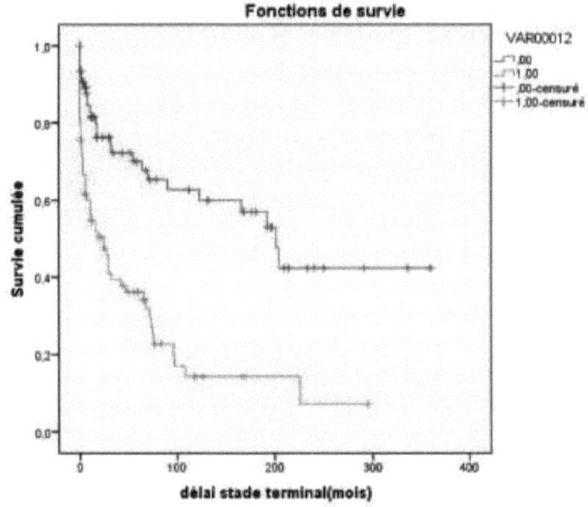

Figura 25: Sobrevivência renal em função da hiperuricemia

c) Factores de prognóstico histológico :

A presença de lesões de SI (p<0,001), Tl-2 (p<0,001) e Cl-2 (p=0,006) na biópsia renal teve um impacto significativo na sobrevivência renal (Figura 26).

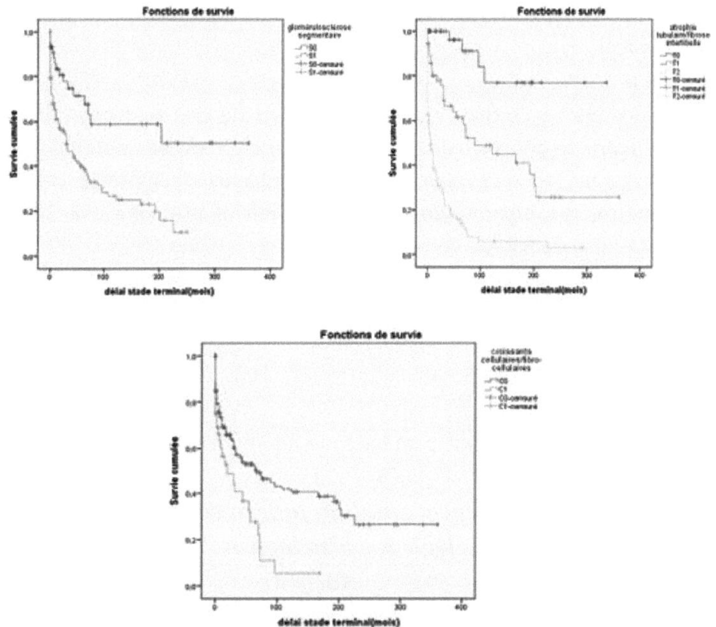

Figura 26: Sobrevivência renal em função da pontuação da classificação MEST-C oxford

d) Factores de prognóstico terapêutico :

A sobrevivência foi melhor quando foi administrado tratamento nefroprotector com bloqueadores do sistema renina angiotensina aldosterona (p=0,032) (Figura 27).

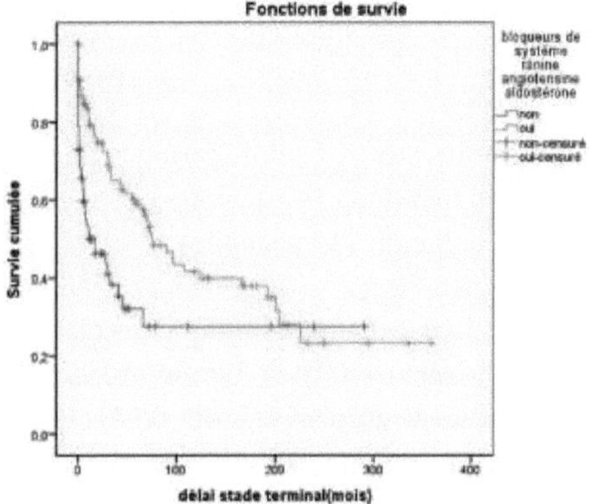

Figura 27: Sobrevivência renal em função da administração de bloqueadores do sistema renina angiotensina aldosterona

Não se verificou qualquer impacto significativo do tratamento com corticosteróides (independentemente do protocolo utilizado) ou do tratamento imunossupressor na sobrevivência renal.

3.3.2. Estudo multivariado:

Para identificar os fatores de risco independentemente ligados ao evento, foi realizado um estudo multivariado por meio de regressão logística stepwise, incluindo as seguintes variáveis na primeira etapa: idade, sexo, tabagismo, circunstâncias da descoberta da nefropatia, hipertensão arterial, TFG inicial, proteinúria de 24 horas, escore MEST-C e uso de BRA e corticosteroide.

Isto permitiu identificar factores independentes na evolução da NIgA para a fase terminal:

- **Avanço da idade**
- **A descoberta de nefropatia após hipertensão e/ou insuficiência renal**
- **A presença de histologia Tl-2 e 1**

A descoberta fortuita de nefropatia com base nas anomalias do sedimento urinário foi um fator de bom prognóstico renal (quadro XXIV).

Quadro XXIII: Sobrevivência renal em função dos parâmetros clínico-biológicos e histológicos

	P	*Rácio de probabilidade*	*Intervalo de confiança*
Idade (ano)	**0,009**	-	-
CDD :			
HTA	**0,049**	2,32	[i,i;5,56]
Anomalias SU	**0,024**	**0,318**[a]	[0,11 ;0,88]
IR	**0,041**	3,47	[1,56 ; 12,14]
SI	**0,049**	2,71	[l,09;8,12]
Tl-2	**0,005**	6	[l,71;20,09]

[a]CDD: circunstâncias da descoberta; HTA: hipertensão arterial; SU: sedimento urinário; IR: insuficiência renal; S: glomerulosclerose segmentar; T: fibrose intersticial/atrofia tubular; : correlação positiva.

4. ESTUDO COMPARATIVO :

Efectuámos uma análise comparativa entre os dois períodos do nosso estudo:

4.1. Primeiro período 1992-2006 incluindo 94 pacientes

4.2. Segundo, de 2007 a 2021, incluindo 119 pacientes.

4.3. Factores epidemiológicos :

O período 1992-2006 foi marcado por um predomínio mais claro do género masculino (p=0,03) e por uma idade mais jovem (p=0,016). Por outro lado, o período 2007-2021 caracterizou-se por um maior nível de escolaridade (p=0,04) (Quadro XXV).

Quadro XXIV: Caraterísticas epidemiológicas por período de estudo

	1992 - 2006	*2007 - 2021*	*p*
Rácio entre os sexos (M/F)	**2,48**	1,38	**0,03***
Nível de educação: Bac ou superior	9,5%	**25,2%**	**0,04***

Estatuto profissional: Ativo	62,7%	61,3%	0,22
Idade (ano)	32,1	**36,3**	**0,016***

M: homem; F: mulher

4.4. Caraterísticas clínico-biológicas :

Durante o período de 1992-2006, a nefropatia por IgA foi mais frequentemente revelada por hematúria macroscópica (p=0,02). No entanto, no segundo período, as circunstâncias mais frequentes de descoberta foram a hipertensão (p=0,022) e a insuficiência renal (p=0,03).

Durante o período 2007-2021, os doentes tinham um IMC mais elevado (p=0,002) e uma maior tendência para a hiperuricemia (p=0,007).

Não houve diferença significativa quando comparados os demais parâmetros clínicos e biológicos (Tabela XVI).

Tabela XXV: Caraterísticas clínico-biológicas de acordo com o período de estudo

1992 - 2006		*2007 - 2021*	*P*
CDD :			
HU macroscópica	**27,6%**	15,1%	**0,02***
HTA	42,5%	**56%**	**0,022***
Anomalia SU	29,8%	26%	0,3
SN	23,4%	21,8%	0,48
Insuficiência renal	60,6%	**74%**	**0,03***
IMC (kg/m²)	24,2	**26,2**	**0,002***
ffidemes	33%	33,7%	0,56
Uricemia (mmol/1)	384,4	**441,6**	**0,007***

CDD: circunstâncias da descoberta; HU: hematúria; HTA: hipertensão arterial; SU: sedimento urinário; NS: síndrome nefrótica; IMC: índice de massa corporal.

4.5. Caraterísticas histológicas :

A glomeruloesclerose segmentar (GS) foi mais prevalente nas biópsias efectuadas durante o período 2007-2021 (p=0,001).

Não houve diferença significativa quando comparados os outros parâmetros histológicos do escore MEST-C durante os dois períodos (Tabela XXVII).

Tabela XXVI: Caraterísticas histológicas de acordo com o período de estudo.

	1992 - 2006	*2007-2021*	*P*
Ml	57,5%	74%	0,06
El	7,4%	9,2%	0,63
SI	58,5%	**74%**	**0,001***
Tl-2	68%	76,5%	0,2
Cl-2	15%	18,5%	0,48

M: proliferação mesangial; E: proliferação endocapilar; S: glomeruloesclerose segmentar; T: fibrose intersticial/atrofia tubular; C: crescentes celulares/fibrocelulares.

4.6. Parâmetros terapêuticos e evolutivos:

Não se registou uma diferença significativa na utilização de AISIs entre os dois períodos.

A utilização de corticosteróides (p=0,008) e, em particular, do protocolo Pozzi (p<0,001) foi maior no segundo período.

Por outro lado, não encontrámos qualquer diferença significativa entre os dois períodos em termos de DRC terminal, utilização de ERA e morte.

O transplante renal foi mais frequente no período 1992-2006 (p<0,001).

Tabela XXVII: Caraterísticas terapêuticas e evolutivas segundo o período de estudo

	1992-2006	*2007-2021*	*P*
BSRAA	57,3%	56,4%	0,49
Corticoterapia	33%	**50,5%**	**0,008***
Protocolo Pozzi	6,5%	**58,3%**	**<0,001***
Imunossupressores	2,1%	3,3%	0,45
IRCT	51%	46,2%	0,28
EER	50%	46,2%	0,38
Transplantes de rim	**19,1%**	4,2%	**<0,001***
Mortes	2,12%	0%	0,2

BSRAA: bloqueadores do sistema renina angiotensina aldosterona, DRC: insuficiência renal crónica terminal; EER: depuração extra-renal.

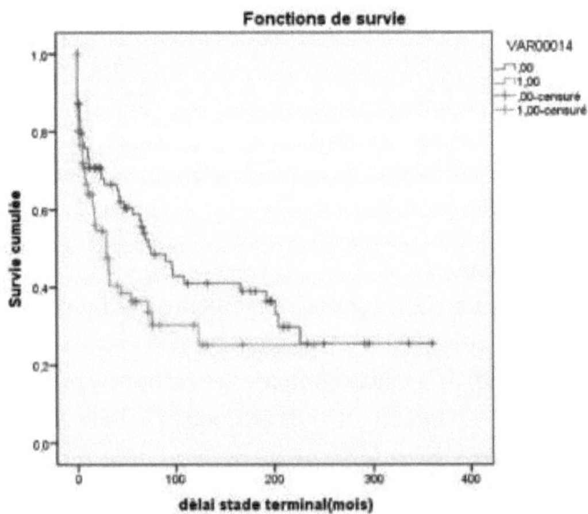

Figura 28: Sobrevivência dos rins em função do período estudado

Capítulo 4

A nefropatia por imunoglobulina A (IgA) é a glomerulonefrite primária mais comum em todo o mundo, afectando principalmente os jovens.

As apresentações clínicas da NIGA variam desde formas completamente assintomáticas, reveladas por exames urinários de rotina (visitas escolares, medicina do trabalho), até formas graves com insuficiência renal rapidamente progressiva. Da mesma forma, as apresentações histológicas da NIGA variam, tornando difícil avaliar e prever o prognóstico desta doença.

Para o efeito, realizámos um estudo retrospetivo descritivo, analítico e comparativo no serviço de medicina interna A do Hospital Charles Nicolle de Tunes durante um período de trinta anos consecutivos, entre 1992 e 2021.

O objetivo principal do nosso estudo foi determinar a incidência de NIGA ao longo dos anos no Serviço de Medicina Interna A, bem como as caraterísticas epidemiológicas, clínico-biológicas, histológicas e terapêuticas específicas desta doença. Um segundo aspeto importante do nosso estudo foi a análise da sobrevivência renal dos doentes em função dos dados clínicos, biológicos, histológicos e terapêuticos. Isto permitiu-nos compreender a influência destes factores no prognóstico renal e na progressão da doença em doentes com IgNA.

Duzentos e treze ficheiros NIgA primitivos foram processados.

A idade média ao diagnóstico foi de 34 ±12 anos, com extremos que variaram entre 5 e 80 anos. O rácio entre os sexos M/F foi de 1,77.

A nefropatia familiar foi registada em 39 casos, incluindo 4 casos de nefropatia por IgA. Quarenta e dois doentes tinham uma história de infecções ORL recorrentes e 56 (26%) tinham hematúria macroscópica não explorada.

O achado mais frequente na nossa população foi a hipertensão arterial (25,4%), seguida da hematúria macroscópica (18,8%).

A predominância da hipertensão arterial como circunstância de descoberta pode ser explicada pela baixa TFG da nossa população. Os hábitos alimentares, com uma dieta rica em sódio e a ausência de atividade física regular, poderão também influenciar esta prevalência.

Na altura do diagnóstico, mais de metade dos doentes eram hipertensos. A hipertensão grave de grau 3 estava presente em mais de um terço dos casos.

Na admissão, a hematúria era macroscópica em 36 doentes (17%), microscópica em 137 doentes (64,3%) e ausente em 40 doentes (18,7%).

Biologicamente, a mediana da proteinúria de 24 horas foi de 2,6g/24h. A proteinúria nefrótica foi observada em 46% da população. A insuficiência renal estava presente à data do internamento em 66,7% dos doentes. [2]A mediana da TFG foi de 33,9 ml/min/1,73 m SC. [2]Metade dos nossos doentes apresentava uma depuração da creatinemia inferior a 30 ml/min/1,73 m SC. Esta gravidade da insuficiência renal, em comparação com a literatura, pode ser explicada pela ausência de uma política de rastreio e pelas indicações para a RAP. De acordo com as recomendações do KDIGO, a RBP é efectuada em caso de proteinúria > 0,5 g/24h, ao passo que, no Japão, a RBP é efectuada mesmo em caso de hematúria microscópica isolada.

O perfil lipídico estava alterado, com hipercolesterolemia em 37,4% dos doentes e hipertrigliceridemia em 24,8%.

A hiperuricemia foi encontrada no momento do diagnóstico em 42% dos casos. Foram efectuados ensaios de complemento sérico em 97 doentes. Encontrámos uma diminuição da fração C3 do complemento, uma diminuição da fração C4 e uma diminuição do CH50 em 7%, 2,1% e 13,6% dos casos, respetivamente.

Histologicamente, encontrámos proliferação mesangial (Ml) em 63,8% das biópsias, proliferação endo-capilar (El) em 8,5%, glomeruloesclerose segmentar (SI) em 71,4%, fibrose intersticial/atrofia tubular em 72,8% e crescentes celulares/fibrocelulares Cl e C2 em 16,9% das biópsias.

A microangiopatia trombótica foi registada em 32% das biopsias. A mediana da pontuação de Oxford foi de 3.

Na DFI, observou-se uma ligação difusa e predominantemente mesangial da IgA em todas as biópsias. O anti-IgM foi positivo em 63,8% dos casos e o anti-IgG em 16%. A fixação mesangial do complemento C3 foi observada em 180 doentes (84,5%).

A proliferação mesangial (Ml) foi correlacionada com a presença de hipertensão (p=0,008) e insuficiência renal (p=0,0045) no momento do diagnóstico da nefropatia.

A proliferação endo-capilar (El) foi correlacionada com a idade (p=0,021), o tabagismo (p=0,027), a presença de insuficiência renal associada (p=0,048) e a hiperuricemia (p=0,029).

A glomerulosclerose segmentar (GS) foi correlacionada com PAS elevada (p=0,003) e PAD (p=0,001), baixa taxa de filtração glomerular (p<0,001) e hiperuricemia (p=0,003).

A atrofia tubular/fibrose intersticial (T1-T2) foi correlacionada com o sexo masculino (p=0,04), tabagismo (p=0,007), presença de hipertensão arterial (p<0,001), presença de síndrome nefrótica (p<0,001) e insuficiência renal aguda (p<0,001).

A presença de crescentes (C1-C2) foi correlacionada com o sexo masculino (p=0,04) e com a presença de insuficiência renal no momento do diagnóstico (p=0,003).

Cinquenta e seis por cento dos doentes estavam medicados com inibidores do sistema renina angiotensina aldosterona. A corticoterapia foi prescrita a 91 doentes (42,7%), dos quais 37 tinham um protocolo Pozzi (40,7%).

Foi efectuada uma amigdalectomia em 5 casos e nenhum doente tinha гсси 1 óleo de peixe.

A mediana do tempo de seguimento no nosso estudo foi de 24 meses [1-360 meses].

A sobrevida renal sem progressão para DRC foi estimada em 83,3% em 1 mês, 74,3% em 6 meses, 67,2% e 62,9% em 2 anos.

Os factores de prognóstico associados à sobrevivência renal na análise univariada foram

- Sexo masculino (p=0,03)
- Avanço da idade (p=0,049)
- Tabagismo (p=0,012).

- A presença de hipertensão arterial na altura do diagnóstico de NIgA ($p<0,001$).
- Presença de insuficiência renal ao diagnóstico ($p<0,001$)
- Proteinúria >2 g/24 ($p<0,001$).
- A presença de hiperuricemia ($p=0,003$).
- A presença na PBR de lesões de SI ($p<0,001$), TI-2 ($p<0,001$), CI-2 ($p=0,006$).

Num estudo multivariado, a idade avançada, a hipertensão como motivo da descoberta, a IR no momento do diagnóstico e a presença de atrofia tubular/fibrose intersticial e glomeruloesclerose segmentar na histologia foram factores de risco independentes para o recurso à ESRD.

As modalidades de tratamento extra-renal foram: hemodiálise (HD) em 83 doentes (80,5%) e diálise peritoneal (DP) em 18 doentes (17,4%).

Vinte e três pacientes foram submetidos a transplante renal. Treze doentes (56,5%) foram submetidos a biopsia do enxerto. A PBG foi efectuada em 11 doentes por agravamento da função do enxerto e em 2 doentes para investigação de proteinúria isolada.

A recorrência da nefropatia por IgA foi diagnosticada em seis doentes no final do tratamento.

Efectuámos também uma análise comparativa entre os dois períodos do nosso estudo:

- Primeiro período 1992-2006 incluindo 94 pacientes
- Segundo período 2007-2021, incluindo 119 pacientes.
- O período 1992-2006 foi marcado por uma predominância mais clara do sexo masculino ($p=0,03$) e uma idade mais jovem ($p=0,016$). O motivo de descoberta mais frequente foi a hematúria macroscópica ($p=0,02$). O recurso ao transplante renal foi maior neste período ($p<0,001$).
- Em contraste, durante o período 2007-2021, a nefropatia por IgA foi mais frequentemente associada a hipertensão ($p=0,022$) ou insuficiência renal ($p=0,03$). Este período foi caracterizado por um nível de escolaridade mais elevado ($p=0,04$). Os doentes tinham um IMC mais elevado ($p=0,002$). Durante este período, a hiperuricemia ($p=0,007$) e a glomeruloesclerose segmentar (GS) ($p=0,001$) foram mais frequentes. A prescrição de uma corticoterapia ($p=0,008$) e em particular do protocolo Pozzi ($p<0,001$) foi mais importante.

A força do nosso trabalho reside no grande número de doentes. Tanto quanto sabemos, este é o primeiro estudo tunisino a incluir 213 doentes com nefropatia por IgA.

O nosso estudo permitiu-nos :

- Descrever as diferentes caraterísticas epidemiológicas e apresentações clínico-biológicas da nossa população.
- Detalhe a pontuação MEST-C dos nossos doentes.
- Avaliar o prognóstico renal, que foi razoável. De facto, 67% dos nossos doentes tinham IR na altura do diagnóstico. Este facto pode ser explicado por um viés de recrutamento.

À luz do nosso estudo, concluímos que é importante encorajar o rastreio em massa da nossa população através da realização de um exame de urina sistemático durante os controlos médicos no contexto da medicina escolar, da medicina do trabalho, das visitas de recrutamento e das visitas de recrutamento militar.

Além disso, dado o impacto dos factores genéticos e étnicos na gravidade do envolvimento renal e na progressão da nefropatia por IgA, sugerimos a realização de estudos multicêntricos na Tunísia para caraterizar melhor a nefropatia por IgA primária na nossa população.

REFERÊNCIAS

1. Pillebout E, Verine J. Glomerulonefrite com depósitos mesangiais de imunoglobulina A. Vol. 12, Nephrologie etTherapeutique. Elsevier Masson SAS; 2016. p. 238-54.

2. BergerJ, Hinglais N. Depósitos intercapilares de IgA-IgG. J Urol Nephrol (Paris). 1968 Sep;74(9):694-5.

3. HasslerJR. Nefropatia por IgA: uma breve revisão. Semin Diagn Pathol. 2020 maio l;37(3):143-7.

4. Pattrapornpisut P, Avila-Casado *C,* Reich HN. IgA Nephropathy: Core Curriculum 2021. Vol. *78,* Jornal Americano de Doenças Renais. W.B. Saunders; 2021. p. 429-41.

5. Cattran DC, Coppo R, Cook HT, Feehally J, Roberts ISD, Troyanov S, et al. The Oxford classification of IgA nephropathy: Rationale, clinicalopathological correlations, and classification. Kidney Int. 2009 Sep;76(5):534-45.

6. Trimarchi H, BarrattJ, Cattran DC, Cook HT, Coppo R, Haas M, et al. Classificação de Oxford da nefropatia por IgA 2016: uma atualização do Grupo de Trabalho de Classificação da Nefropatia por IgA. Kidney Int. 2017 maio l;91(5):1014-21.

7. Ji Y, Yang K, Xiao B, Lin J, Zhao Q, Bhuva MS, et al. Efficacy and safety of angiotensinconverting enzyme inhibitors/angiotensin recetor blocker therapyfor IgA nephropathy: A meta-analysis of randomized controlled trials. J Cell Biochem. 2019 Mar l;120(3):3689-95.

8. Lai KN, Tang SCW, Schena FP, Novak J, Tomino Y, Fogo AB, et al. Nefropatia por IgA. Nat Rev Dis Primers. 2016 Fev ll;2(16001).

9. Alta Autoridade de Saúde HAS. Surpoids et obesites de I'adulte : prise en charge medicale de premier recours. Saint-Denis La Plaine; 2011.

10. Abid L, Zakhama L, Trabelsi R, Abdesslem S, Alouane L, Bezdah L, et al. Guide de Pratique Clinique. Prise en charge de I'hypertension arterielle chez I'adulte en Tunisie [Diretrizes de Prática Clínica. Gestão da Hipertensão em Adultos Tunisinos], Tunis Med. 2021;99(08- 09):767-847.

11. Bruno Baudin. Síndrome nefrótica. Rev Francoph Lab. 2013 Sep;43(455):51-6.

12. Froissart M, RossertJ, Jacquot *C,* Paillard M, Houillier P. Predictive performance ofthe modification of diet in renal disease and Cockcroft-Gault equations for estimating renal function. Journal of the American Society of Nephrology. 2005;16(3):763-73.

13. Avaliação da taxa de filtração glomerular e da proteinúria para o diagnóstico da doença renal crónica. Nefrologia e Terapêutica. 2009;5(4):302-5.

14. Jornal Oficial da Sociedade Internacional de Nefrologia KDIGO 2012 Diretrizes de Prática Clínica para a Avaliação e Gestão da Doença Renal Crónica. Kidney Int Suppl [Internet], 2013;3(l). Disponível em: www.publicationethics.org

15. HasslerJR. Nefropatia por IgA: uma breve revisão. Semin Diagn Pathol. 2020 maio l;37(3):143-7.

16. Coppo R, Troyanov S, Bellur S, Cattran D, Cook HT, Feehally J, et al. Validação da classificação de Oxford da nefropatia por IgA em coortes com diferentes apresentações e tratamentos. Kidney Int. 2014Jan l;86(4):828-36.

17. Herzenberg AM, Fogo AB, Reich HN, Troyanov S, Bavbek N, Massat AE, et al. Validação da classificação de Oxford da nefropatia por IgA. Kidney Int. 2011 Aug l;80(3):310-7.

18. Haas M, Verhave JC, Liu ZH, Alpers CE, Barratt J, Becker JU, et al. Um estudo multicêntrico do valor preditivo de crescentes na nefropatia por IgA. Jornal da Sociedade Americana de Nefrologia. 2017; 28 (2): 691-701.

19. Pozzi C, Andrulli S, Del Vecchio L, Melis P, Fogazzi GB, Altieri P, et al. Corticosteroid Effectiveness in IgA Nephropathy: Long-Term Results of a Randomized, Controlled Trial. Journal of the American Society of Nephrology. 2004 Jan;15(l):157-63.

20. Ames J, Onadio VD, Oseph J, Rande PG. NEFROPATIA IgA. N Engl J Med. 2002 Sep 5;347(10).

Wyld ML, Chadban SJ. Nefropatia por IgA recorrente após transplante renal. Transplantation. 2016;100(9):1827-32.

APÊNDICES

Apêndice 1: As diferentes causas da nefropatia por IgA secundária (1)

	Causas
Hepatopatia e doenças gastrointestinais	Hepatopatias (cirrose alcoólica, hepatite viral crónica, esteatose hepática não alcoólica) doença celíaca, doença de Crohn, retocolite hemorrágica, doença de Whipple
Infecções virais	VIH, Citomegalovírus, Hepatite viral B, Hepatite viral C
Outras infecções	Infecções crónicas das mucosas (estreptococos, estafilococos), doença de Lyme, pneumonia por clamídia, malária, esquistossomose, lepra, HTLV1
Doenças auto-imunes	Espondilite anquilosante, vasculites ANCA, artrite reumatoide, lúpus eritematoso sistémico, dermatose herpetiforme, síndrome de Sjogren, psoríase, síndrome de Reiter
Trato respiratório	Doença pulmonar obstrutiva crónica, fibrose pulmonar idiopática, doença pulmonar bolhosa, fibrose cística, hemossiderose pulmonar primária
Neoplasia	Mieloma IgA, linfoma não-Hodgkin, linfoma de Hodgkin, linfoma cutâneo de células T, cancro do pulmão, carcinoma de células renais

Apêndice 2: Formulário de recolha de dados

"Nefropatia primária por IgA em adultos: perfil epidemiológico, clínico, histológico e evolutivo".

Identificação

1) Nome /prënoт :
2) Ficheiro Xuinero:
3) Data de nascimento :
4) Idade de admissão :
5) Data de hospitalização :
6) Sexo: masculino □ /feminino □
7) Origem geográfica : País/Nacionalidade :
8) Nível de ensino: analfabeto □ primário □ secundário □ bacharelato □ universitário □ (bac + número de anos)
9) Situação profissional : em formação Dactif □ en chomage □ invalidado □ retraitd □

HISTORIAL MÉDICO ;

1) Antecedentes familiares :
a) Consanguinidade parental □
b) Ndfropatia: □
c) Hematúria □
d) HTA □
e) Outros :
2) Antecedentes pessoais :
a) Infecções ORL recorrentes □
b) Hematúria: microscópica □ macroscópica □/ /recorrente □
c) Diabetes □
d) Hipertensão □
e) Doença cardíaca □
f) Alergia □
g) Outros :
3) Fumar = sim □ /não □ se sim =Pacotes/ano . fumados desde ....
4) Toxicodependência: sim □ /não □
5) Alcoolismo: sim □ /não □

Circunstâncias da descoberta :

1) Síndrome redematosa □
2) HTA □
3) Hematúria macroscópica □

Fator desencadeante da hematúria :

Intervalo entre o fator desencadeante e o episódio de hematúria:

4) Incidental: anomalia do sedimento urinário □
5) Síndrome nefrótica □
6) Insuficiência renal □

Factores de desencadeamento:

1) Infeção □
a) Tipo :
b) Período de tempo que precede o aparecimento dos sintomas da doença:

2) Tomar medicamentos □
a) Classe terapêutica :
b) Tempo antes do aparecimento dos sintomas da doença:
3) Outros :

Clínica :

1) Estado geral:
2) Peso = kg / altura = cm/ IMC=
3) Conjuntivo=
4) PAS = PAD =
5) Temperatura :
6) Sinais cutâneos: □
7) Sinais otorrinolaringológicos □
8) Sinais respiratórios: □
9) Sinais comuns: □
10) Sinais digestivos: □
11) Sinais renais :
a) ffideme : Localizar □ Generalizar □
b) Hematúria: Microscópica DMacroscópica □
c) Hipertensão: Sistólica □ Diastólica □
12)Tiras de urina: Ptu : Hu :

Biologia

1) Sangue :
   a) Uree :
   b) Creatinina= DFG= ml/min por MDRD
   c) Natremie :
   d) Kaliemie :
   e) Calcemie :
   f) Fosfato :
   g) Bicarbonato :
   h) Protidemie : albuminemia : gamaglobulinas : al a2 : Pl: P2:
   i) Hemoglobina : VGM : TCMH : GB : plaquetas :
   j) ALAT: ASAT: GGT: PAL: BT
   k) PRC :
   l) Equilíbrio lipídico : Colesterol = Triglicéridos =
   m) Ácido úrico :
   n) IgA sérica :
   o) C3 : C4 : CH50
   p) AAN : anti-DNA :
2) Urina :
   a) Proteinúria: Ptu 24h
   b) Hematúria :
   c) Leucocitúria :

Testes adicionais :

1) Ecografia renal :

a) Tamanho do rim: RD =RG=
b) Diferenciação :
2) Ecografia cardíaca: FEVE: derrame pericárdico □
3) Radiografia do tórax :

Punção para biópsia renal (RBBP)

1) PBR: sim □ não □
2) Data da PBR: atraso em relação ao início da doença:
3) Técnica: echoguidee □ scannoguidee □
4) Indicações para PBR: Hu isolado □, RI isolada □, RI com HU sem proteinúria □, Ptu24h < 0,5g/24h □, Ptu24h entre 0,5 e 3g/24h □, Ptu24h > 3g/24h sem SNd, SN □ .
5) Indicações para o segundo PBR :
6) Complicações da PBR: sim □ não □ tipo: tratamento:
7) Lesões glomerulares :
a) Número total de glomérulos Número de glomérulos no CAP=
b) Mesângio: espessamento mesangial □ Proliferação mesangial □
c) Glomerulosclerose segmentar □ Glomerulosclerose global □
d) Podocitose □
e) Proliferação endocapilar □
f) Necrose fibrinóide □
g) Proliferação extra-capilarD Aumento do número de células= Aumento do número de fibrocélulas= Aumento do número de células fibrosas= Aumento do número de células fibrosas =
8) Lesões túbulo-intersticiais :
a) Infiltrado inflamatório intersticial □
b) Necrose tubular □
c) Fibrose intersticial/atrofia tubular □
d) Cilindros □ Tipo: hialino □ hemático □ granular □
9) Lesões vasculares □
a) Arteriolosclerose □
b) MAT □
c) Endarterite fibrosa □
10) Classificação de Oxford :
a) Proliferação mesangial: MO □ Ml □
b) Proliferação endocapilar: E0 □ El □
c) Glomerulosclerose segmentar: S0 □ SI □
d) Atrofia tubular / fibrose intersticial: TO ПТ1 ПТ2 □
e) Crescentes de células/fibrocélulas:C0 □ Cl □ C2 □
11) Imunofluorescência :
a) Depósitos mesangiais Lg A □
b) Depósitos de IgM □
c) Depósitos de IgG □
d) Depósitos C3 □
e) DepotdeClqD
f) Depósito de cadeias legíveis □ tipo : lambda □ kappa □

Tratamento:

1) Tratamento conservador :
a) Cessação do tabagismo □
b) Restrição de fluidos □
c) Tratamento hipolipemiante □ tipo:

d) Tratamento da hiperuricemia □
e) Tratamento nefroprotector □ Inibidores da ECA □ ARAIIs □
2) Tratamento anti-hipertensivo (classe terapêutica):
a) Tipo IEC □:
b) ARAII □ tipo:
c) icm
d) Diuréticos □
e) Anti-hipertensivo central □
f) Bioquanta alfa □
g) Bioquanta beta □
3) Tratamento com antibióticos :
a) Classe terapêutica :
b) Indicação:
c) Tempo até à infeção
4) Amigdalectomia □
5) Óleo de peixe □
6) Tratamento com corticosteróides : Data de início do tratamento:
a) Indicação:
b) Protocolo: terapia com corticosteróides orais □ Protocolo de Pozzi □
7) Ciclofosfamida :
a) Circunstância da adição: Em primeiro lugar □ Em segundo lugar □
b) Dose :
c) Indicação:
8) Outros tratamentos apresentados :
9) Complicações do tratamento:
a) Metabólico :
b) Doenças infecciosas :
c) Tumoral :

Evolução :

Evolução	1 mês	3 meses	6 meses	1 ANO	18 meses	2 anos	Fim do controlo
Uree							
Creatininemia							
Protidemias							
Proteinúria de 24 horas							
Hematúria							
HTA							

1) Período de acompanhamento :
2) Cumprimento da terapêutica: sim □ não □
3) Função renal :
a) Apuramento :
b) Insuficiência renal de fase 1 :
4) Fase final :
a) Não atingido □
b) D'emblde □
c) Progressão □ ddlai :
5) Depuração extra-renal :
a) Hemodiálise: □

b) Diálise peritoneal : □
c) Data da primeira apresentação :
6) Perdeu o rasto: sim □ não □
7) Acções :
d) Causa da morte :
e) Prazo de entrega :
8) Transplantes de rins :
a) Preventivo: □ No estágio5 da DRC □ Não feito □
b) Anëe:
c) dador: vivo □ /cadavérico □
d) Tipagem HLA: dador: recetor :
e) Atraso desde o início do EER :
f) Tratamento de indução :
g) Tratamento de manutenção:
h) Duração do acompanhamento :
i) Evolução : Proteinúria : hematúria : função renal :
j) PBG: sim □ não □ Data: indicações :
k) NIgA recidiva sim □ não □ tempo até ao início em comparação com a RT :

Apêndice 3: Vias de ativação do sistema do complemento(142)

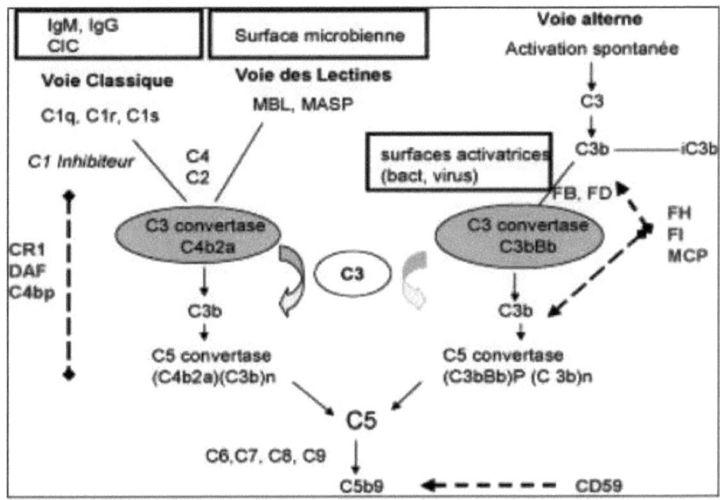

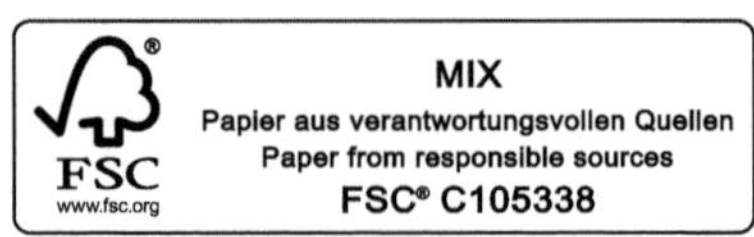

Printed by Books on Demand GmbH, Norderstedt / Germany